Neurotrauma
神经损伤

主　编　（美）克里斯托弗·J. 马登（Christopher J. Madden）
　　　　（美）杰克·贾洛（Jack Jallo）

主　审　张　赛
主　译　郭世文

北方联合出版传媒（集团）股份有限公司
辽宁科学技术出版社
·沈　阳·

© 2022 辽宁科学技术出版社

著作权合同登记号：第 06-2021-142 号。

图书在版编目（CIP）数据

神经损伤 /（美）克里斯托弗·J. 马登（Christopher J. Madden），（美）杰克·贾洛（Jack Jallo）主编；郭世文主译. — 沈阳：辽宁科学技术出版社，2022.9
ISBN 978-7-5591-2606-1

Ⅰ. ①神… Ⅱ. ①克… ②杰… ③郭… Ⅲ. ①神经系统疾病—病案 Ⅳ. ①R741

中国版本图书馆CIP数据核字（2022）第135425号

出版发行：辽宁科学技术出版社
　　　　　（地址：沈阳市和平区十一纬路25号　邮编：110003）
印　刷　者：辽宁新华印务有限公司
经　销　者：各地新华书店
幅面尺寸：210mm×285mm
印　　张：12
插　　页：4
字　　数：280千字
出版时间：2022年9月第1版
印刷时间：2022年9月第1次印刷
责任编辑：吴兰兰
封面设计：王思雨
版式设计：袁　舒
责任校对：闻　洋

书　　号：ISBN 978-7-5591-2606-1
定　　价：168.00元

投稿热线：024-23284363
邮购热线：024-23284357
E-mail:2145249267@qq.com
http://www.lnkj.com.cn

译者名单

主　审：张　赛　天津大学新城医院

主　译：郭世文　西安交通大学第一附属医院神经外科

副主译：梁　晨　西安交通大学第一附属医院神经外科
　　　　祁　磊　西安交通大学第一附属医院神经外科

译　者（按姓氏笔画排序）：

车红民　西安交通大学附属西安高新医院神经外科

付　锐　湖北医药学院附属太和医院神经外科

李　扩　西安交通大学第一附属医院神经外科

李瑞春　西安交通大学第一附属医院神经外科

张　威　西安交通大学第一附属医院神经外科

范小璇　陕西中医药大学附属医院神经外科

段　鹏　西安交通大学附属广仁医院眼科

廉民学　西安交通大学第一附属医院神经外科

主译简介

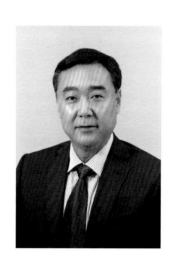

郭世文，医学博士，一级主任医师、教授，博士生导师。西安交通大学第一附属医院神经外科主任，住院医师规范化培训基地主任，神经病学系副主任。中国医药教育协会神经外科专业委员会副主任委员，中国医师协会老年脑胶质瘤专业委员会副主任委员，第七、第八届中华医学会创伤学分会委员。世界华人神经外科协会颅脑创伤委员会委员。陕西省抗癌协会常务理事，陕西省抗癌协会神经肿瘤专业委员会主任委员，陕西省医学会创伤学分会副主任委员，西安医学会神经外科分会主任委员。国家自然科学基金、教育部高等院校博士点基金评审专家。

1984 年毕业于原西安医科大学，同年进入西安交通大学第一附属医院神经外科工作至今。一直从事神经外科基础和临床的医疗、教学、科研工作。主持完成国家自然科学基金项目 2 项，主持和参与省级科研项目 10 项。主持完成"十一五"国家重点音像规划卫生部医学视听教材 1 部，参编教材和专著 5 部。获省科技进步奖等 3 次。发表学术论文 100 余篇，其中 SCI 20 余篇。擅长脑和脊髓肿瘤的手术治疗及脑颅脑创伤的个体化治疗。

序言

随着社会经济的不断发展，交通事故、工伤事故等所致的神经损伤（包含颅脑创伤、脊髓损伤、周围神经损伤、自主神经损伤）呈现逐年上升趋势。近年来，随着急救医学及重症监护技术的迅速发展，国内外学者和临床医务工作者经过数十年坚持不懈的努力，使神经损伤的临床救治水平有了明显提高。然而，神经损伤因其高病死率和高致残率，给社会和家庭带来沉重负担，目前仍是一个主要的健康和社会问题。

自 20 世纪 80 年代以来，欧美发达国家陆续发表神经损伤的救治指南，并在工作中严格遵照执行，使神经损伤的救治成功率大幅提升。同时，我国神经损伤外科专家结合实际情况，也制定了一系列神经损伤救治的指南及共识，为规范和推动我国神经损伤的救治水平起到了积极作用。

本书是以颅脑创伤及其相关神经、血管损伤为主要内容的专著，受牛津大学出版社委托，是由郭世文教授团队翻译的 Christopher J. Madden 和 Jack Jallo 主编的《神经损伤》中文译本。本书共 22 章，涵盖创伤后颅内压升高、颅内血肿、脑损伤、颅内血管和静脉窦损伤、颅盖颅底骨折、脑脊液漏、眼眶损伤、枪伤、创伤后癫痫发作及重型颅脑损伤多模态监测等神经损伤的全部内容，是神经损伤学新理念和新技术的集中体现。

本书的出版发行对广大神经损伤临床医生和相关人员及研究生具有较大的参考价值，对推动我国神经损伤学的发展具有重要作用。在此也希望国内外神经外科同道通力合作、携手并进，为攻克神经损伤这一重大疾病做出贡献！

天津大学新城医院院长
教授、主任医师
博士生导师

2021 年 7 月 7 日于天津

译者序言

　　神经损伤是神经外科临床的常见急症，是威胁人类生命的主要疾病之一。随着医疗卫生水平的发展，对神经损伤患者的救治能力有了快速提高，进而使得神经损伤的临床救治在县级或更基层医院得以广泛开展。如何让初入神经外科的临床医生尽快掌握神经损伤的诊治技能，从而挽救更多患者的生命，一直是我们努力的方向。正巧 2020 年，Christopher J. Madden 和 Jack Jallo 主编的《神经损伤》（"神经外科典型案例和处理原则"系列丛书第 8 卷）由牛津大学出版社出版；牛津大学出版社委托我们将其翻译成中文版，这对初入神经外科的临床医生是个好消息。

　　本书由国际神经损伤领域 60 余位著名专家编写，共 22 章，涵盖创伤后颅内压升高、颅内血肿、脑损伤、颅内血管和静脉窦损伤、颅盖颅底骨折、脑脊液漏、眼眶损伤、枪伤、创伤后癫痫发作及重型颅脑损伤多模态监测等颅脑神经损伤的全部内容。每一章都以一个临床病例为切入点，由此展开，提出问题，进行分析、评估，阐明如何对患者做出准确的诊断、治疗及转归，以及如何处理相关的问题及由此需要进一步学习的专业知识和技能；由浅入深，让读者有身临其境的感觉和认识。

　　《神经损伤》是神经外科医生的必备书籍之一，尤其对刚步入神经外科临床工作的医生、研究生和相关人员来说，是一本非常实用并可快速入门的参考书。

　　在本书出版之际，衷心感谢天津大学新城医院院长张赛教授审阅和为本书作序。衷心感谢出版社的同志所付出的辛勤劳动和大力支持，以及所有关心、帮助本书翻译出版的朋友们。

　　最后，本书译者均为临床医生，虽然各位译者倾入大量心血，尽最大努力忠实按照原文呈现给同道，但因专业知识和翻译水平所限，书中疏漏和错误在所难免，也敬请广大同道批评指正，以便我们不断改进和提升。

西安交通大学第一附属医院神经外科

2021 年 6 月 18 日于西安

编者序言

亲爱的读者：

　　我很高兴向大家介绍"神经外科典型案例和处理原则"系列丛书的这一卷《神经损伤》。神经外科训练和实践是基于通过专业的知识、正确的判断、熟练的技术来治疗各种复杂临床病例实现的。在这个系列丛书中，我们的目的是展示在神经外科诊所、医院急诊室及手术室中实际遇到的一些典型病例。

　　在这一卷中，Christopher Madden 和 Jack Jallo 医生邀请了一大批专家分享他们在神经外科领域丰富的智慧和经验。每一章节都包含一种重要临床疾病的经典呈现，引导读者贯穿评估和计划、临床决策、外科手术、术后处理、并发症及处理的全过程。"核心要点"部分阐明在替代或非典型情况下治疗患者所需做出的变化。

　　在每个章节中还列出了针对每一个临床问题准确诊断、成功治疗，以及有效的并发症处理的"精要"清单。这三部分重点内容将特别有助于神经外科医生通过美国神经外科口试委员会的考核，该考核正是以这 3 个主题作为评分依据的。

　　另外，在每个章节中都集中回顾了医学证据和预期的预后，有助于进行患者咨询和给患者设定准确的期望值。相比详尽的参考文献清单，章节作者提供了建议优先扩展阅读的重点清单，有助于加深对章节内容的理解。同时，还增加了一个章节，详细介绍了多模态监测的最新进展。

　　相信这一卷应该能够为您提供一次在北美顶尖专家指导下充满活力的神经外科实践之旅。本丛书的其他各卷运用相同的基于病例的方法和委员会审查机制，涵盖神经外科的每个亚专业领域。

Nathan R. Selden, MD, PhD

Campagna Professor and Chair

Department of Neurological Surgery

Oregon Health & Science University

编者名单

Bizhan Aarabi, MD, FRCSC
Department of Neurosurgery
University of Maryland School of
Medicine
Baltimore, MD

Fadi Alsaiegh, MD
Resident Physician
Department of Neurosurgery
Thomas Jefferson University Hospital
Philadelphia, PA

Kathleen R. Bell, MD
Professor, Chair
Kimberly Clark Distinguished Chair in
Mobility Research
Department of Physical Medicine and
Rehabilitation
University of Texas Southwestern
Medical Center
Dallas, TX

Mitchell Couldwell, BS
Department of Neurosurgery, Clinical
Neurosciences Center
University of Utah
Salt Lake City, UT

Tarek Y. El Ahmadieh, MD
Neurosurgical Resident
University of Texas Southwestern
Medical Center
Dallas, TX

Ilyas Eli, MD
Department of Neurosurgery, Clinical
Neurosciences Center
University of Utah
Salt Lake City, UT

James J. Evans, MD
Professor of Neurological Surgery and
Otolaryngology
Department of Neurological Surgery
Thomas Jefferson University
Philadelphia, Pennsylvania, USA

Christopher J. Farrell, MD
Assistant Professor
Department of Neurological Surgery
Thomas Jefferson University
Philadelphia, PA

Evan Fitchett, BS
Sidney Kimmel Medical College at
Thomas Jefferson University
Philadelphia, PA

Hermes Garcia, MD
Department of Neurosurgeon
Orlando Health Neuroscience and
Rehabilitation Institute Neurosurgery
Group
Orlando, FL

Tomas Garzon-Muvdi, MD, MSc.
Assistant professor of Neurosurgery
Department of Neurosurgery
UT Southwestern Medical Center
Dallas, Tx, USA

Ramesh Grandhi, MD
Department of Neurosurgery
    University of Utah Health
Salt Lake City, UT

Erin Graves, MD, Lt USN
Resident, Department of Neurological
    Surgery
Temple University, Lewis Katz School of
    Medicine
Philadelphia, PA

Patrick Greaney, MD
Department of General Surgery, Division
    of Plastic and Reconstructive Surgery
Thomas Jefferson University Hospital
Philadelphia, PA

Gregory W. J. Hawryluk, MD, PhD
Departments of Neurosurgery and
    Neurology, University of Utah Health
Salt Lake City, UT

Sara Hefton, MD
Assistant Professor of Neurology and
    Neurosurgery
Thomas Jefferson University
Philadelphia, PA

Adel Helmy, MB BChir, PhD,
    FRCS (SN)
Division of Neurosurgery, Department of
    Clinical Neurosciences
Addenbrooke's Hospital
Cambridge, UK

Zachary L. Hickman, MD
Department of Neurosurgery, Icahn
    School of Medicine at Mount Sinai and
    NYC Health + Hospitals/ Elmhurst
New York, NY

Peter J. A. Hutchinson, MBBS, PhD,
    FRCS (SN), FmedSci
Division of Neurosurgery, Department of
    Clinical Neurosciences
Addenbrooke's Hospital
Cambridge, UK

Brandon Isaacson, MD
University of Texas Southwestern
    Medical Center
Dallas, TX

Jack Jallo, MD, PhD
Professor of Neurological Surgery,
    Division Director of Neuro- Trauma
    and Critical Care
Department of Neurosurgery
Thomas Jefferson University Hospital
Philadelphia, PA

Hongzhao Ji, MD
University of Texas Southwestern
    Medical Center
Dallas, TX

Benjamin Kafka, MD
Resident, Department of Neurological
    Surgery
University of Texas Southwestern
    Medical Center
Dallas, TX

Lydia Kaoutzani, MD
Division of Neurosurgery, Beth Israel
    Deaconess Medical Center
Harvard Medical School
Boston, MA

Omaditya Khanna, MD
Resident Physician
Department of Neurological Surgery
Thomas Jefferson University Hospital
Philadelphia, PA. USA.

Abdelhakim Khellaf, MDCM
    Candidate
Division of Neurosurgery, Department of
    Clinical Neurosciences
Addenbrooke's Hospital
Cambridge, UK

Ryan S. Kitagawa, MD
Department of Neurosurgery
University of Texas Health
    Sciences Center
Houston, TX

Cole T. Lewis
Department of Neurosurgery
University of Texas Health
　　Sciences Center
Houston, TX

Christopher J. Madden, MD
Professor, Department of Neurological
　　Surgery
University of Texas Southwestern
　　Medical Center
Dallas, TX

Konstantinos Margetis, MD, PhD
Department of Neurosurgery, Icahn
　　School of Medicine at Mount Sinai and
　　NYC Health + Hospitals/ Elmhurst
New York, NY

Amy A. Mathews, MD
Assistant Professor, Department of
　　Physical Medicine and Rehabilitation
University of Texas Southwestern
　　Medical Center
Dallas, TX

Benjamin McGahan, MD
Department of Neurological Surgery
The Ohio State University Wexner
　　Medical Center
Columbus, OH

John McGregor, MD
Department of Neurological Surgery
The Ohio State University Wexner
　　Medical Center
Columbus, OH

Mark A. Miller, MD, DMD
Department of Oral and Maxillofacial
　　Surgery
University of Texas Health San Antonio
San Antonio, TX

Geoffrey Peitz, MD
Department of Neurosurgery
University of Texas Health San Antonio
San Antonio, TX

Courtney Pendleton
Department of Neurosurgery
　　Thomas Jefferson University Hospital
Philadelphia, PA

Aaron R. Plitt, MD
Resident, Department of Neurological
　　Surgery
University of Texas Southwestern
　　Medical Center
Dallas, TX

Craig H. Rabb, MD
Department of Neurosurgery, Clinical
　　Neurosciences Center
University of Utah
Salt Lake City, UT

Kim Rickert, MD
Associate Professor of Surgery, Division
　　of Neurosurgery
Geisinger Commonwealth School of
　　Medicine
Sayre, PA

**Richard B. Rodgers, MD,
　　FAANS, FACS**
Associate Professor of Clinical
　　Neurosurgery
Indiana University School
　　of Medicine
Goodman Campbell
　　Brain and Spine
Indianapolis, IN

Richard F. Schmidt, MD
Resident
Department of Neurological
　　Surgery
Thomas Jefferson University
Philadelphia, PA, USA

Varun Shah, BS
Department of Neurological
　　Surgery
The Ohio State University Wexner
　　Medical Center
Columbus, OH

Martina Stippler, MD, FAANS
Division of Neurosurgery, Beth Israel
　Deaconess Medical Center
Harvard Medical School
Boston, MA

Thana N. Theofanis, MD
Department of Neurological Surgery
Thomas Jefferson University Hospital
Philadelphia, PA

Shelly D. Timmons, MD, PhD
Professor of Neurological Surgery
Pennsylvania State University
State College, PA 16801,
United States

Nathaniel Toop, MD
Department of Neurological Surgery
The Ohio State University Wexner
　Medical Center
Columbus, OH

Philip A. Villanueva, MD
Director Neurotrauma and Neurosurgical
　Critical Care
Temple University/ Lewis Katz School of
　Medicine
Philadelphia, PA

Mohamed A. Zaazoue, MD, MSc
Department of Neurological Surgery
Indiana University School of Medicine
Indianapolis, IN

Hussein A. Zeineddine
Department of Neurosurgery
University of Texas Health
　Sciences Center
Houston, TX

目录

第一章　颅内压升高的内科治疗

Courtney Pendleton, Jack Jallo

祁　磊　郭世文 / 译

病例介绍

患者，男性，24 岁。在屋顶劳动时，从大约 9m 高处跌落。意识丧失，后逐渐恢复。在由急救医疗服务转运到一级创伤中心途中，仍能通过激惹反应而保护其气道。

到达创伤中心后，患者病情恶化，格拉斯哥昏迷量表（Glasgow Coma Scale，GCS）评分为 6 分，到达急诊室后立即行气管插管。初步体格检查显示多发面部及头皮撕裂伤和擦伤，右眼眶周围瘀斑和水肿，需要进行外眦切开术。双侧瞳孔4mm，对光反射迟钝。咳嗽和呕吐反射存在，左侧角膜反射存在。疼痛刺激时，可见四肢回缩反应。

问题

1. 最可能的诊断是什么？

2. 应当进行哪种急诊影像学检查？

3. 非紧急情况下应当进行哪些影像学检查？

评估和计划

根据患者的伤情、多发撕裂伤和瘀斑，以及神经系统检查不配合，考虑颅内出血可能性大。患者行急诊头颅和颈椎 CT 平扫；同时，按照创伤诊查方案的要求，还进行了胸部、腹部和骨盆的 CT 扫描，以及胸腰椎重建。

头颅 CT 显示多发面部骨折、无移位线性颅骨骨折、额窦骨折、左侧硬膜下出血、双侧额叶脑实质挫伤以及蛛网膜下腔出血（图 1.1）。

患者血流动力学稳定，因此，同时还进行了头颈部 CT 血管成像（CTA）。扫

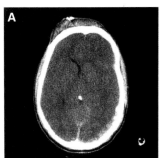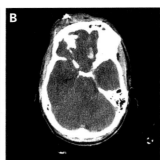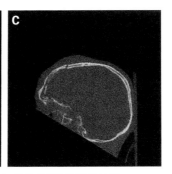

图 1.1 （A，B）轴位 CT 显示左枕硬膜外血肿及占位效应，（C）矢状位 CT 显示颅骨骨折

描显示，没有动脉瘤、动脉夹层或血管畸形的征象。

如果患者体格检查结果与头颅 CT 显示的颅内损伤程度不成比例，颅脑 MRI 可能会提供更多的信息，特别是关于弥漫性轴索损伤（Diffuse Axonal Injury，DAI）的信息，以便明确预后、告知患者家属并讨论，以及制订治疗计划。然而，不建议将 MRI 作为一种急诊影像学检查方式。

问题

1. 上述影像学表现如何影响治疗计划？
2. 对该患者应立即采取哪些干预措施？
3. 手术前还可以考虑哪些其他干预措施？

诊断精要

· 可利用头颅 CT 平扫充分评估颅骨、脑实质和脑室的病理情况。
  · 占位效应、中线偏移、颅骨移位或粉碎性骨折，是考虑急诊手术治疗的指征。
· 所有可疑病灶，尤其是年轻患者，应当加做 CTA。
  · 头颈部 CTA 可以评估动静脉畸形（AVM）、动脉瘤和动脉夹层。
  · 对于不稳定患者，MRI 不作为急诊检查。
· 头颅 CT 检查结果与受伤程度不相称的患者：
  · 当需要评估 DAI 时，可以考虑行 MRI。
  · 颅颈交界区、颈椎和胸腰椎影像学检查可能有助于发现其他体格检查不配合的原因。

临床决策

虽然患者的影像学检查提示多部位出血，但并没有明显的中线偏移或占位效应，因此，根据伤情制订了保守治疗方案。患者入神经外科重症监护病房（Neurosurgical Intensive Care Unit，NICU）。在脑外伤基金会（Brain Trauma Foundation，BTF）之前的指南中，对于 GCS 评分 < 8 分和颅脑 CT 异常的患者，或颅脑 CT 正常但同时满足"年龄 > 40 岁、运动障碍、收缩压（Systolic Blood Pressure，SBP）< 90mmHg"中 2 项或 2 项以上的患者，推荐进行颅内压（Intracranial Pressure，ICP）监测。尽管这些特征常常与接受颅内压监测的大多数患者相符，但是 BTF 最新的指南删除了这些条件，原因在于相关研究不符合证据标准。目前唯一的监测建议是，颅内压监测可降低住院期间和两周内的死亡率。

颅内压监测的金标准是脑室外引流（External Ventricular Drain，EVD），BTF 指南强调，这些均有益于患者，因为可以通过脑脊液外引流进行颅内压监测和治疗，同时不像其他可使用的监测方法，也可以通过 EVD 重新校准。指南建议，当颅内压超过 22mmHg 时，需要积极治疗，因为颅内压超过此阈值，死亡率将随之增加。

在进行任何操作之前，有必要进行全套实验室检查，以确保血小板计数和凝血时间在正常范围内。如有可能，应特别询问患者有无抗血小板或抗凝药物用药史，并根据需要使用适当的逆转其作用的药物。另外，任何考虑颅内压升高的患者，均应在入院时完善生化 7 项、电解质全套、血清渗透压等检查，以便有助于制订治疗计划。

对于外伤或骨折的患者，EVD 放置的位置需要特殊设计。一般来说，更建议通过右侧 EVD，以尽量减少对功能区皮层的损伤。如果遇到明显的左侧出血或损伤，则一般行同侧 EVD，以免导管周围出血，引起进一步损伤。

接受保守治疗的颅内压升高的患者，应建立中心静脉通路及动脉穿刺，以便进行药物治疗和维持血压处于 BTF 指南推荐的目标收缩压范围（年龄 50~69 岁，SBP ＞ 100mmHg；年龄 15~49 岁和 ＞ 70 岁，SBP ＞ 110mmHg）。对于需要应用巴比妥疗法治疗的患者，可以考虑放置 Swan-Ganz 导管，以便于颅内压管理。

尽管行 EVD 后有脑脊液外引流，但当患者颅内压处于 25~30mmHg 时，需开始其他医疗干预。短期临时的方法包括：过度换气以降低二氧化碳分压（Partial Pressure of Carbon Dioxide，$PaCO_2$）和让患者坐直。这些干预措施应当是在其他药物治疗的同时进行，不应作为解决持续颅内高压的唯一手段。第 4 版 BTF 指南中关于过度换气的建议级别为 Ⅱb 级，不建议延长预防性过度通气。以前的版本特别推荐过度换气作为一种临时措施，由于它的支持文献不符合第 4 版纳入标准（仅限于病例系列），因此被删除，但若正在药物治疗或准备手术时，它仍然是一个可用的临时措施。

通过 EVD 进行颅内压监测的优点在于，可通过引流脑脊液来降低升高的颅内压。目前应用的指南对此是 Ⅲ 级推荐，即通过在中脑置零的 EVD 持续引流可能比间歇性引流的方法更有效；同时，对于最初 24h 的 GCS 评分 ＜ 6 分的患者，可考虑行 EVD。这在第 4 版 BTF 指南中是一个新的主题，并且需要进行进一步高质量的研究，以便在将来的版本中提出更完善的建议。

最新的 BTF 指南指出，高渗疗法也可以降低颅内压，但是目前尚无足够的证据来推荐用于此种治疗的特定药物（甘露醇、高渗盐水）。早期版本的 BTF 指南曾指出，0.25~1g/kg 体重剂量的甘露醇可有效降低颅内压，无论是监护仪上显示颅内压升高的患者，还是临床表现脑疝综合征和进行性神经功能缺损的患者都可使用甘露醇。

可用于治疗颅内压升高的药物还包括间歇性静脉注射麻醉药物（常用芬太尼）、持续滴注此类药物、持续静滴镇静药物（盐酸右美托咪定、丙泊酚等），以及应用巴比妥类药物诱导脑电爆发抑制治疗难治性高颅压。Ⅱb 级推荐意见指出，不主张预防性应用诱导脑电爆发抑制的巴比妥疗法，但是血流动力学稳定时的难治性颅内压升高可以使用。推荐使用丙泊酚控制颅内压，需要指出的是，丙泊酚并不改善死亡率和 6 个月时的结局。在使用大剂量丙泊酚进行颅内压治疗的患者中，监测肌酐、肌酸激酶、肾脏功能的临床表现非常重要，以保证不发生丙泊酚输注综合征（Propofol Infusion Syndrome，PRIS）。后者本身的死亡率极高。

BTF 指南不推荐预防性低温疗法，但是对于难治性颅内压升高的患者，仍可选择低温治疗。低温疗法可以通过皮肤降温垫或中心静脉降温导管系统实现。中心途径可最大限度降低寒战发生，但不能消除。其方案是通过 BuSpar 将患者降温至 35℃，并预防性持续泵入镁剂以拮抗寒战。对于出现明显寒战的患者，则尝试使用加热空气毯（Bair Hugger）来保温。如果这些方法均不能奏效，或寒战影响了颅内压的治疗，强烈推荐使用肌松剂，如罗库溴铵。需要注意的是，35℃时发生严重寒战的患者，可以继续降温至 33℃，这样可以减缓生理性寒战反应。正在接受低温治疗的患者，虽然没有临床寒战反应，但是颅内压持续升高，可能有轻微寒战，可以使用肌松剂来缓解。低温治疗过程中，生理反应会使钾进入细胞内，导致低钾血症，因此需每日常规监测。然而，由于复温会逆转这一过程，建议此类患者合理补钾，维持血钾在 2.5~3.0mmol/L，且无心电图改变即可，以防止复温时发生严重高钾血症。

外科手术

难治性颅内压升高的手术治疗细节在另一章中描述。

如果穷尽保守治疗方法，患者升高的颅内压（如前所述）仍然难以控制，并且影像学检查提示明确占位效应或中线偏移，应当考虑手术治疗。极为迫切的是神经外科医生和重症监护治疗团队均应熟悉包括低温疗法、巴比妥昏迷疗法等在内的所有可选择的治疗方案，并考虑在术前尽可能地给予这些治疗。

同样重要的是，要与患者家属和决策者进行坦诚沟通。在讨论预后、护理目标和手术治疗时，患者的年龄、一般医疗状况、颅内损伤程度，以及是否存在其他损伤都是需要考虑的重要因素。

本病例中，医生与患者家属进行了详细的沟通讨论。尽管进行了积极的医疗处置，但其颅内压仍然很高，并且考虑到复查头颅 CT 时颅内损伤仍在进展（图

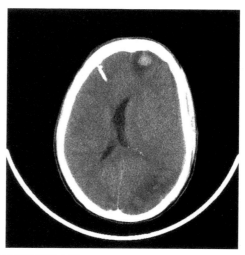

图 1.2 轴位显示对冲性脑损伤和脑水肿

1.2），建议将去骨瓣减压术作为下一步治疗选择。在与患者所有家属的谈话中，强调手术治疗旨在降低死亡率，但可能无法影响整体功能预后和神经功能恢复。BTF 指南规定，双额骨瓣开颅术不能改善预后，但能成功降低颅内压，减少 ICU 住院时间；直径＞ 15cm 的半侧额颞顶骨瓣开颅去骨瓣减压术（Decompressive Hemicraniectomy，DHC）可降低死亡率，并可能改善神经功能。

处置精要

· 有明显占位效应、中线偏移或需要修复的颅骨凹陷性骨折的创伤性损伤，首先应当通过手术处理，术中应考虑放置颅内压监护仪。

· 应考虑使用脑脊液引流、临时措施、高渗治疗、镇静、巴比妥类昏迷疗法等进行更进一步的医疗措施。

· 丙泊酚输注综合征是一种潜在的致命并发症，应避免长期大剂量使用丙泊酚，治疗过程中应监测肾功能。

· 应尽早且频繁地与家属进行沟通讨论，坦率陈述死亡率和神经功能预后，同时应考虑患者的临床状况、年龄和其他损伤。

· 外科手术需要外科医生、手术室团队和麻醉团队之间充分沟通，应确认备足设备和用品，预先考虑并发症和术中紧急情况，并将应急预案一起明确告知整个团队。

术后处理

患者术后需要立即密切监测颅内压，以确保其不会继续升高。如果没有持续的其他颅内压问题，可以考虑停止高渗治疗。

术后护理人员、重症监护小组和家庭陪护人员应接受关于半侧大骨瓣开颅的教育，以便为将来的评估确定基线状态。建议所有团队成员在患者从手术室返回后即对其评估。

应有计划地缓慢撤除镇静药物，密切监测血流动力学状态、皮层脑电图和颅内压。应制订应急预案，以便在颅内压反弹升高时，重新升级医疗措施。这些方案必须在外科医生、重症治疗团队、照护人员，以及夜间、周末值班、待命医生等团队之间充分沟通，并保持一致。

核心要点

· 通过最初的颅脑 CT 来评估需要手术处理的损伤。如果存在这种情况，应首先手术处理；如果没有，需考虑颅内压监测，并对颅内压超过 22mmHg 的患者及时进行医疗处置。

· 早期与家庭成员的沟通应侧重于治疗过程和手术干预。如果家属不愿手术，应考虑包括巴比妥类昏迷疗法和低温疗法在内的全面的保守治疗方

案。如果家属愿意手术，应制订应急预案，即保守治疗升级到什么程度
会转为手术。

· 尽管 BTF 指南已经更新，但在确定哪些患者需要颅内压监测以及哪些患
  者可以通过临床检查继续观察时，可以考虑第 3 版的颅内压监测标准。
  如果患者 GCS 评分＜ 8 分且头颅 CT 异常，或虽然头颅 CT 正常，但符
  合两个或两个以上标准（年龄＞ 40 岁、运动障碍、收缩压＜ 90mmHg），
  考虑使用颅内压监测是合理的。如果患者 GCS 评分＞ 8 分，则可以选择
  应用最低剂量的镇静剂进行监测治疗。

并发症及处理

任何医疗处置方案都可能发生并发症。高渗治疗中的甘露醇可导致低血压，
高渗盐水可导致心律失常和肾功能损害。患者接受高渗治疗、镇静治疗，或巴比
妥类药物诱导的爆发抑制时，需要应用血管升压药，来维持目标收缩压或平均动
脉压，血管升压药物可引起外周血管收缩并导致肢体损伤。如果使用外周静脉，
血管升压药物的浸润可导致腔室综合征、组织坏死甚至截肢。

需要大剂量镇静剂（尤其是盐酸右美托咪定）的患者可能出现低血压和心动
过缓。大剂量丙泊酚可能引起丙泊酚输注综合征，并可能导致致命的后果，建议
避免剂量超过 4mg/（kg·h）超过 24h。每日检查甘油三酯、肌酐 / 尿素氮、肌
酸激酶等，可早期发现丙泊酚输注综合征。

对于需要予以巴比妥酸盐诱导的爆发抑制治疗的患者，特别是怀疑进展为脑
死亡或家属希望选择器官捐献的患者，讨论临终关怀时可能会发生并发症。在我
院最常用的长效巴比妥类药物中，苯巴比妥或戊巴比妥的半衰期为 50~120h。可
以进行药物浓度监测，但通常会送至第三方监测机构，因此可能需要数天才能得
到结果。尽管巴比妥类药物对于治疗难治性高颅压是必要的，但对于考虑器官捐
献的患者来说，有必要对这些药物在评估脑死亡方面的影响进行讨论。

对于颅内压升高需要内科治疗的患者，建议使用中心静脉通路。但在留置及
拔管过程中，可能导致感染、瘘形成、意外动脉插管、血 / 气胸、神经损伤或空
气栓塞。

低温治疗可以通过中心降温导管或皮肤冷却垫实现。中心降温导管有导管放
置的相关风险；皮肤冷却垫可能限制患者接受某些检查（如 MRI、下肢深静脉超
声血栓筛查），并可能导致皮肤破溃和冻伤。在极端情况下，组织损伤需要在专
门的烧伤中心用高压氧治疗。因此，为避免严重伤害，非常有必要对患者进行频
繁皮肤检查，尤其是持续较低水浴温度的患者。

放置颅内压监护仪或行 EVD 可能导致浅表性皮肤感染、脑膜炎或脑室炎。
尽管尽了最大努力，但已经受伤的大脑不但脆弱，而且有继续恶化的风险，甚至
可能因此导致颅内或脑室出血而死亡。

一般来说，感染最好的处理措施是预防，如适当的无菌技术、限制室内工作

人员流动、必要时剪发，以及干净敷料。在床旁脑室穿刺术中预防性应用抗生素是否有益，目前仍存在争议。虽然不建议持续使用抗生素，但围手术期单次应用覆盖皮肤菌群的抗生素，可减少脑室穿刺术相关感染的发生。

术后，切口裂开是一种潜在的并发症，常因患者改变体位能力有限而加重。半侧开颅（而不是双额部开颅）的位置可能更容易发生，特别是后下部。频繁变换体位，包括使用毯子或泡沫枕减轻头皮后部的负荷，并保持头部交替旋转，可能有助于缓解这一问题。每日伤口检查是必不可少的，与家庭成员、可能的康复机构人员和技能护理人员就体位需求和伤口护理进行充分沟通，有助于及早发现皮损。

并发症精要

- 感染是使用中心降温导管、EVD 和手术的严重并发症。预防是最佳处理措施，严格无菌技术、限制手术室人员流动，以及围手术期应用抗生素有助于降低感染风险。
- 对使用皮肤冷却垫进行低温治疗的患者，经常进行皮肤检查，有助于避免严重的皮肤破溃和组织损伤。
- 术后需要密切注意切口减张，频繁变换体位，每天检查切口，从而将切口裂开和感染的风险降至最低。

证据和转归

BTF 指南中关于控制颅内压的内科和外科治疗推荐意见，大部分是 II 级和 III 级。唯一的 I 级推荐意见是避免使用类固醇药物。

虽然高渗疗法广泛用于颅内压升高的治疗，但尚无明确证据证明什么药物可以最有效地降低颅内压或降低死亡率。

严重创伤性脑损伤（Traumatic Brain Injury，TBI）引起的颅内压升高，仍然是神经外科医生和重症监护医生面临的一个重要问题。虽然关于如何处理的病例系列和回顾性研究很多，但很少有高质量的前瞻性研究，来评估保守治疗和手术在降低死亡率、减少 ICU 和总住院时间以及改善神经功能方面的效果。

拓展阅读

[1] Carney N, Totten AM, O'Reilly C. Guidelines for the management of severe traumatic brain injury. Neurosurgery. 2017 Jan 1;80(1):6-15.

[2] Chesnut RM, Temkin N, Carney N, et al. Global Neurotrauma Research Group. A trial of intracranial- pressure monitoring in traumatic brain injury. NEJM. 2012 Dec 27;367(26):2471-2481.

[3] Hutchinson PJ, Kolias AG, Timofeev IS, et al. RESCUEicp Trial Collaborators. Trial of decompressive craniectomy for traumatic intracranial hypertension. NEJM. 2016 Sept 22;375(12):1119-1130.

第二章　颅内压升高的外科治疗

Mohamed A. Zaazoue, Richard B. Rodgers
祁　磊　郭世文 / 译

病例介绍

患者，男性，32岁。准备上车时，被另一辆汽车撞伤，随后被送往急诊室。据旁观者说，患者被撞出至几米远的地方。当时患者仍有反抗的表现，逐渐出现意识障碍，于是急救人员行气管插管以保护气道。急救人员报告患者在去急诊室的途中出现去皮层强直姿势。经急诊室神经外科医生检查，患者 GCS 评分 7 分，疼痛刺激时双上肢可见定位反应，双下肢可见回缩反应。右侧瞳孔 4mm，左侧瞳孔 2mm，双侧对光反射迟钝。右侧颞顶部头皮可见大片星状撕裂伤伴污染。

作为创伤外科团队评估的一部分，患者接受了头颅 CT 成像。头颅 CT（图 2.1）显示右侧中颅窝硬膜外血肿，伴颅骨骨折，左侧皮层对冲性脑挫裂伤，基底池显示不清。

问题

1. 面对无反应的患者，首选的处理步骤有哪些？

2. GCS 有哪些组成部分？

3. 对于无反应的患者，最合适的诊断是什么：（a）创伤性脑损伤，（b）颈椎损伤？

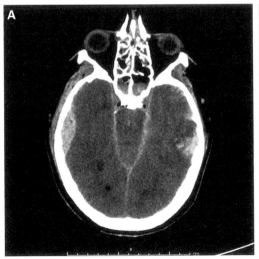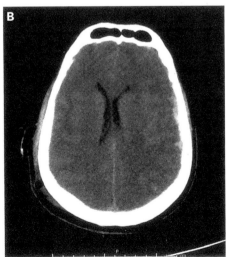

图 2.1　头部轴位 CT 平扫显示右侧中颅窝硬膜外血肿伴颅骨骨折，左侧皮层对冲性挫伤

评估和计划

患者遭受严重的头部创伤导致重型创伤性脑损伤。颅内压升高的临床体征包括意识水平下降、一段时间的去皮层强直姿势、双侧瞳孔不等大。头颅 CT 也提示颅内压升高征象，伴占位效应（硬膜外血肿）、对冲性脑挫裂伤和脑池消失。针对推断的高颅压状态，保持患者头部床上抬高状态，并给予一次静脉注射高渗盐水，然后紧急送往手术室接受硬膜外血肿清除术。由于头皮撕裂伤较复杂，且骨折处存在污染，所以术后没有将骨瓣复位。同时，通过另一个单独的切口行右侧侧脑室穿刺外引流术，术后持续开放引流，并维持压力于外耳道上方 10mmHg。患者术后被送往重症监护室，继续通过静脉输注异丙酚和芬太尼镇静镇痛治疗。

在随后的几天里，患者的神经系统逐渐恶化，颅内压呈上升趋势。控制颅内压的非手术措施，包括头部抬高、镇静、高渗治疗以及脑脊液引流均未能奏效。患者也接受了神经电图检查，以排除癫痫发作的证据。

诊断精要

- 体格检查（包括 GCS 评分）对于评估 TBI 患者和制订诊疗方案至关重要。
  - 无反应患者的最初处理，应使用标准优先顺序：气道、呼吸和循环。对于 GCS 评分 ≤ 8 分的患者，需要气管插管，以便保护气道。
  - GCS 评分 ≤ 8 分且 CT 显示有结构性脑损伤的患者应接受颅内压监测。
  - 局灶性神经功能缺损（如双侧瞳孔不等大、偏瘫等）可能因单侧占位效应或即将发生的脑疝而引起。
- 头颅 CT 是排除颅内异常的首选影像学检查方法。
- 为了排除颈椎损伤，临床体格检查和 X 线检查通常可以满足有反应的患者的需要。对于有症状或无反应的患者，均需要进行颈椎 CT 检查以排除损伤。

问题

1. TBI 患者颅内压监测的指征有哪些？
2. 有助于降低颅内压的首选非外科治疗方法有哪些？

临床决策

术后影像学检查显示中线右移程度加剧，脑池受压（图 2.2）。遂行再次手术即左侧去骨瓣减压术，以更好地控制升高的颅内压。术后，颅内压控制在 20mmHg 以下，随后患者的神经功能开始好转，尝试终止 EVD，但未能成功，遂行脑室 - 腹腔分流术（Ventriculo Peritoneal Shunt，VPS）。

伤后 5 周，患者出院，并转至康复机构。神经系统检查显示患者可被呼唤睁眼，发出声音（气管切开状态），四肢遵嘱运动。伤后 3 个半月，患者接受了左侧

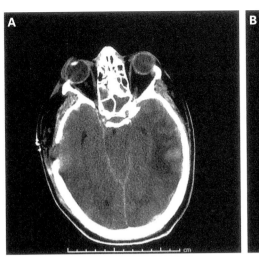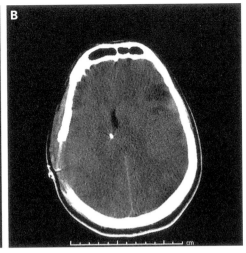

图 2.2　头部轴位 CT 平扫显示，右侧颞顶开颅硬膜外血肿清除术后（A，B），右侧侧脑室外引流术后（B）

颅骨修补术，使用了在第二次开颅手术中去除的骨瓣。最终遗留轻度语言障碍。

颅内压监测

神经外科医生通常会参与 TBI 患者的早期治疗，并且往往始于急诊室诊疗阶段。精神状态有改变的患者，通常在现场或到达急诊室后不久即需要行气管插管，以保护气道和 / 或通气。气管插管期间，镇静剂和肌松剂的应用会干扰神经系统检查。因此，理想情况下，应当在应用这些药物之前进行检查。然而，对于病情不稳定的患者，更不应当延迟进行气道保护。

适应证：没有 I 级或 IIa 级证据支持颅内压监测。IIb 级证据表明，颅内压监测有助于降低院内和伤后两周的死亡率。尽管如此，BTF 仍然支持以下放置颅内压监护探头的适应证：

· GCS 评分 ≤ 8 分且 CT 扫描异常（包括血肿、挫裂伤、脑肿胀、脑疝、基底池受压等）。
· CT 扫描正常，但存在以下 2 项或 2 项以上情况的 TBI 患者：年龄 > 40 岁、SBP < 90mmHg、运动不能。

外科手术：任何时候如果决定对 TBI 患者实施颅内压监测，应立即进行外科手术。唯一的例外是，有严重出血倾向或凝血功能障碍的患者。如果不能从家庭成员处获得知情同意，急诊同意书通常由两名医生在急诊室签署。我院的脑实质颅内压监护仪就放在床边。一般来说，首选通过右额放置颅内压监护探头，但可以根据患者损伤的特殊情况和进一步手术干预的潜在需要进行个体化调整。可在 Kocher 点（自鼻根起向后上 10~11cm，中线旁开 2~3cm 处）使用麻花钻头。应注意打开颅内压监测，以帮助指导后续治疗。当颅内压大于 22mmHg 时，应启动治疗。如果监测 24~48h，颅内压正常，则可以停止颅内压监测。

问题

1. 健康成人仰卧位的颅内压最高限值是多少？
2. Kocher 点的解剖标志是什么？

外科手术

对于不能控制的颅内压升高的患者，神经外科医生可通过以下 3 种方式进行手术干预：

1. 脑室外引流术。
2. 占位性病灶清除术。
3. 去骨瓣减压术（单侧或双侧）。
4. 颅骨修补术。

脑室外引流术

EVD 可同时用于颅内压监测和脑脊液引流。脑脊液引流，尤其是脑积水患者，可以通过减少密闭颅腔内脑室内的脑脊液体积来降低升高的颅内压。在控制颅内压方面，文献中的现有证据认为持续性引流优于间歇性引流。引流速度和程度应当以颅内压的数值为依据，以外耳道的高度设置为 0 来调整 EVD 的引流，外耳道大致相当于孟氏孔的水平。抗菌涂层导管有助于减少导管相关感染。

适应证：对于脑积水患者，最好先行 EVD，以用于颅内压监测和治疗。在分级管理方案中，行 EVD 可作为早期手术干预措施，用于控制通过脑实质探头测量的持续升高的颅内压。

手术步骤：与放置颅内压监护探头类似，EVD 导管也可以通过 Kocher 点放置，导管从穿刺点引出后，再通过皮下隧道引出。可以使用稍大的麻花钻头，或者锁孔钻头，在颅骨上开一个比常规用于颅内压监护探头更大的孔，因为 EVD 导管的直径比颅骨通道螺栓和脑实质颅内压探头的直径更大。

占位性病灶清除术

TBI 的后续进展，可表现为多种形式的占位性病灶。早期最有效的诊断方法是头颅 CT 平扫。这些占位性病灶可以直接压迫神经中枢，导致神经功能缺损或神经系统查体恶化。

急诊占位性病灶清除术的适应证：

· 硬膜外血肿（Epidural Hematoma，EDH）：无论患者 GCS 如何，EDH 体积 > 30cm^3 的患者，应立即手术清除。EDH 体积 < 30cm^3 的昏迷（GCS 评分 ≤ 8 分）和 / 或瞳孔不等大的 EDH 患者，也应立即手术清除血肿。保守治疗时可动态复查 CT、增加神经系统查体频率，需满足以下标准：EDH 体积 < 30cm^3、血

肿厚度＜ 15mm、中线偏移＜ 5mm、GCS 评分＞ 8 分、无局灶性神经功能缺损。

· 急性硬膜下血肿（Subdural Hematoma，SDH）：血肿厚度＞ 10mm 或中线偏移＞ 5mm 时，需要外科手术清除血肿。对于血肿较小的患者，GCS 评分≤ 8 分或瞳孔不等大或颅内压＞ 20mmHg 时，也应考虑手术治疗。

· 脑内血肿：当存在以下情况时，也应考虑手术清除脑内血肿：CT 提示血肿周围有明显占位效应、局灶性神经功能缺损，或颅内高压难以通过保守治疗控制。

· 额叶和颞叶挫裂伤：挫伤灶体积＞ 50cm³ 或 GCS 评分≤ 8 分、中线偏移＞ 5mm、挫伤灶体积＞ 20cm³ 的患者，可通过手术获益。

· 后颅窝病灶：由于可直接压迫脑干或压迫第四脑室导致脑积水，因此后颅窝病灶的手术阈值更低。GCS 评分很低或者存在与病灶相关的神经功能缺损的患者，应考虑及时手术治疗。

　　手术步骤：通常采用适合病灶位置的开颅手术以清除占位性病灶，并在手术结束时将骨瓣复位。

去骨瓣减压术

　　颅腔是一个封闭的腔室，其内由大脑、血液和脑脊液填充。当这一密闭腔室中的压力（颅内压）升高使药物治疗和脑脊液引流无效时，可考虑选择行去骨瓣减压术（即打开这一密闭腔室），通过切除一大部分颅骨来腾出更多的空间。一期开颅去骨瓣减压术可以在首次手术时即施行，行颅内血肿清除术时不将骨瓣复位。也可以将二期去骨瓣减压术作为 TBI 患者颅内压控制分级治疗方案的一部分，以保证足够的脑灌注压。文献显示，去骨瓣减压术可以降低 TBI 患者的死亡率。然而，值得注意的是，与未行去骨瓣减压术的患者相比，这种生存率的提高可能是以较高的植物状态或严重残疾／依赖的患者的比例为代价的。如果这些患者没有接受这种手术，将无法存活。因此，有必要就去骨瓣减压术的可能结果和期望值，向患者家属提供适当建议，以便他们就 TBI 患者的治疗做出明智的决定。

　　适应证：一旦发现任何占位性病灶，第一级治疗包括抬高床头、镇静／镇痛，以及间歇性脑室外引流（若最初已行 EVD）。第二级治疗包括持续脑室外引流、高渗治疗（高渗盐水或甘露醇），以及轻度过度换气（PaCO₂ 30~35mmHg）。第三级治疗包括去骨瓣减压术、持续肌松疗法，以及巴比妥类昏迷疗法。值得注意的是，尽管这些治疗措施已在神经外科实践中普遍应用，但支持通过这些方式控制颅内压的建议中，Ⅰ 级证据却很少。在一些机构，当颅内压超过 25mmHg 且持续1~12h，可以考虑行去骨瓣减压术。

　　手术步骤：去骨瓣减压术可以是单侧额颞顶部（也称为半侧开颅）去骨瓣减压术或双额开颅去骨瓣减压术。当发现局部占位病变（如急性硬膜下血肿）和／或中线偏移时，应行半侧开颅去骨瓣减压术。这种情况下，半侧开颅是在有占位性病灶一侧进行的，即与中线偏移相反的一侧。半侧开颅去骨瓣减压术的范围应足够大（≥12cm×15cm 或直径≥15cm），并且延伸至中颅窝颞底，以充分降低颅内压，并解除对大脑半球（包括颞叶）的压迫，从而降低脑疝的风险。双额开颅去骨瓣减压术常用于双侧额叶挫裂伤伴脑肿胀的患者，也可用于弥漫性非局灶性脑肿胀患者。切开硬脑膜以便为肿胀的脑组织提供更多空间，然后用自体材料（颅骨骨膜或阔筋膜）或人工硬脑膜进行硬脑膜修补。不管用什么材料修补硬脑膜，并非总是需要以"水密"的方式缝合硬脑膜，特别是当大脑仍处于进行性肿胀时。因此需要及时关闭硬脑膜，以避免脑组织疝出以及锐利的骨窗边缘压迫脑组织。骨瓣可以根据医院的具体要求存放在冰箱中。如果没有这样的储存条件，或者担心患者失访，也可以包埋在患者腹部的皮下组织中。

并发症：常见并发症包括外伤后脑积水和硬膜下积液，伴或不伴出血性转化。对侧可发生硬膜下或硬膜外血肿。已有报道，去骨瓣减压术的患者中可出现环钻综合征，其表现有：头痛、精神错乱、记忆减退、情绪障碍，甚至是以并非因之前的 TBI 而造成的对侧上肢无力为主要表现的运动障碍。这种综合征通常可以通过颅骨修补术而治疗。

颅骨修补术

颅内压升高缓解后，应进行颅骨修补术，以达到美容目的，同时避免潜在的神经损伤。手术通常在伤后的数周至数月内进行，以便有充分时间利于切口愈合和 TBI 患者恢复。可以使用患者的自体骨瓣或使用钛或塑料聚合物材料制成的修复假体。

手术精要

· 如果 TBI 患者需要进行颅内压监测，应立即进行。可在急诊室或重症监护室床旁进行。通常首选右额入路。

· 如果颅内压大于 22mmHg，则需要治疗。颅内压升高的治疗是分级的，早期治疗包括：抬高床头、镇静/镇痛、高渗治疗、轻度过度换气，以及脑室外引流。

· 颅内压升高的晚期治疗包括：去骨瓣减压术、持续肌松治疗，以及巴比妥类昏迷疗法。

· 行 EVD 可同时进行颅内压监测和脑脊液引流。

· 手术清除占位性病灶有助于缓解颅内压升高，之后可以将骨瓣复位（开颅术）或行去骨瓣减压术（一期开颅减压术）。

· 当颅内压大于 25mmHg 且持续时间超过 1~12h 时，可考虑行去骨瓣减压术。

· 颅骨修补术通常在 TBI 后数周至数月内进行，以利于患者恢复。

问题

1. TBI 患者在何时应考虑行去骨瓣减压术?
2. 一期和二期去骨瓣减压术有什么区别?
3. 去骨瓣减压术常见的并发症有哪些?
4. 何时应行颅骨修补术?

核心要点

· 研究表明,颅内压降低的程度与开颅去骨瓣的大小呈正相关。开颅骨瓣越大,颅内压控制越好。然而,也有发现表明,去除较大范围的颅骨可能增加发展为外伤后脑积水的可能性。

· 如果由于右侧占位性病灶和 / 或自右向左的脑肿胀和中线偏移,而预计患者最终可能需要接受右侧去骨瓣减压术,则可以先将颅内压监护探头放置在左额部。这样可以避免患者在开颅术后,将颅内压监护仪从右额移至左侧的额外步骤。

· 与患者家属就去骨瓣减压术的预期效果进行充分沟通是非常重要的。文献表明,尽管去骨瓣减压术可以降低死亡率,但同时也伴随着较高比例的植物状态或严重残疾 / 依赖状态。

并发症精要

· TBI 和随后的去骨瓣减压术可并发外伤后脑积水、硬膜下积液和环钻综合征。后者可以通过颅骨修补术而治疗。

· 感染是颅骨修补术最常见的并发症。

拓展阅读

[1] American College of Surgeons. Trauma Quality Improvement Program. Best practices in the management of traumatic brain injury. 2015 Jan; https://www.facs.org/~/media/ files/ quality%20programs/trauma/tqip/traumatic%20brain%20injury%20guidelines.ashx.

[2] Carney N, Totten AM, O'Reilly C, et al. Guidelines for the management of severe traumatic brain injury, Fourth Edition. Neurosurgery. 2017 Jan 1; 80(1):6-15. https://www.ncbi.nJm.nih. gov/pubmed/27654000.

[3] Cooper DJ, Rosenfeld JV, Murray L, et al. Decompressive craniectomy in diffuse traumatic brain injury. N Engl J Med. 2011 Apr 21; 364(16): 1493-1502. https://ww,v.ncbi.nlm.nih.gov/ pubmed/21434843.

[4] Hutchinson PJ, Kolias AG, Timofeev IS, et al. Trial of decompressive craniectomy for traumatic intracranial hypertension. N EnglJ Med. 2016 Sep 22; 375(12): 1119-1130. https:// www.ncbi.nlm.n.ih.gov/pubmed/27602507.

[5] Li LM, Timofeev I, Czosnyka M, Hutchinson PJA. The surgical approach to the management of increased intra cranial pressure after traumatic brain injury. AnesthAnalg. 2010 Sep; l11(3): 736-748. https:/ / www.ncbi.nlm.nih.gov/pubmed/ 20686006.

第三章　急性硬膜下血肿

Benjamin McGahan, Nathaniel Toop, Varun Shah, John McGregor

祁　磊　郭世文 / 译

病例介绍

患者，男性，45 岁。驾驶全地形越野车发生事故，以一级创伤送至急诊室。根据现场报告，患者没有佩戴头盔，被发现时双目紧闭，呻吟，呼唤无反应，疼痛刺激时可移动四肢。急救人员现场给予依托咪酯和琥珀酰胆碱后，行气管插管，并通过地面转运系统到院。既往史无特殊。患者到达时，呈气管插管通气状态，心动过缓（心率 52 次 /min），血压升高（168/108mmHg），血液循环稳定。神经系统检查，双瞳孔不等大，左侧瞳孔 7mm，对光反射消失；右侧瞳孔 2mm，对光反射极弱。患者有咳嗽及呕吐症状，角膜反射正常。疼痛刺激时，右侧上下肢伸直，左侧上下肢快速回缩。其余体格检查未见明显异常。

问题

1. 下一步应做何种检查？

2. 有哪些合适的影像学检查？

3. 查体中的生命体征、瞳孔、神经系统检查有何意义？

4. 鉴别诊断包括哪些？

评估和计划

患者的病史和体格检查提示有急性颅内中枢神经系统损伤。体格检查定位在大脑。瞳孔的表现提示，左侧第 Ⅲ 颅神经受压伴左侧颞叶钩回疝，与左侧急性占位性病灶相关。右侧去大脑强直的姿势考虑与小脑幕切迹疝和中脑受压有关。患者相对血压升高和心动过缓的生命体征考虑与后颅窝受压及小脑扁桃体下疝导致的库欣反应有关。这种情况下的占位性病灶包括：硬膜外血肿、硬膜下血肿、脑内血肿、脑挫裂伤，以及其中几种情况合并存在。其他少见情况包括：脑卒中伴严重水肿或痫性发作后状态。

下一步的检查包括血清和尿液实验室检查，以及凝血功能检查、急诊 CT 扫描。通常应维持高级创伤生命支持评估以及脊柱损伤预防措施。

诊断精要

· 神经系统检查表明损伤的级别和严重程度。

- 瞳孔检查表明了损伤的侧别。
- 生命体征异常提示多系统损伤患者相关血流动力学不稳定或昏迷患者脑干受压。
- 连续动态查体发现神经功能缺损在进展，表明病情迅速恶化，需要紧急评估和干预。

患者在创伤抢救区时已确认血流动力学稳定，再次创伤筛查也没有发现其他明显的损伤。患者被紧急送往医院进行 CT 扫描，扫描结束后，实验室检查、凝血检查回报正常。CT 扫描图像如图 3.1 所示。

CT 显示左侧急性硬膜下血肿，伴占位效应及中线偏移，可见脑实质挫裂伤和 / 或外侧裂蛛网膜下腔出血。左侧侧脑室消失，右侧侧脑室后角可能因压迫而增大，中线明显偏移。急性硬膜下出血在 CT 上呈高密度，聚集在硬膜下腔后呈新月形且越过颅缝，出血极可能与脑实质损伤有关。

硬膜下血肿最常见的诱发因素是颅脑损伤，后者导致脑实质相对于固定的颅骨、硬膜窦和引流静脉发生平移或旋转运动，并导致负责引流皮层到静脉窦的桥静脉断裂。与脑实质损伤高度相关，这意味着皮层表面血管损伤也可以导致硬膜下血肿，而且创伤性神经功能损伤的可能性也更大。虽然低压力的静脉出血是最常见的硬膜下出血来源，但也存在与皮层损伤关联的动脉性原因。自发性出血也可能发生，通常发生在凝血功能障碍、镰状细胞病、血小板减少、脑萎缩和脑脊液漏等情况下。脑室外引流或脑室分流术后也可发生急性硬膜下血肿。

根据病因、体格检查和 CT 扫描结果，急性硬膜下血肿患者可表现出从无症状到进行性脑疝和死亡的多种多样的临床结局。无论病因如何，由于有潜在神经损伤的可能，都要求对任何怀疑硬膜下血肿的情况进行紧急评估。任何疑似颅内

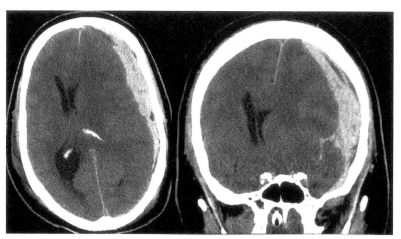

图 3.1　头颅 CT 平扫，左图为轴位，右图为冠状位。硬膜下腔可见越过颅缝的高密度新月形病灶，符合急性出血表现。左侧外侧裂可见高密度影。左侧侧脑室受压，中线向右偏移，伴明显占位效应

出血的情况都可以通过动态复查体格检查和影像学检查这两种方式，进行最准确的评估。

　　神经系统检查结果有助于评估急性硬膜下血肿，并根据神经功能缺损的进展指导干预措施。神经外科医生的检查应该集中在易于采集的反应意识水平的客观体征上。格拉斯哥昏迷量表（GCS）是一种对于此类患者的广泛评估、广受接受、易于重复和迁移的检查工具（表 3.1）。

　　将患者 3 部分的最佳得分相加，得分范围从 3 分（深度昏迷状态）到 15 分（正常检查）。通常认为 GCS 评分 ≤ 8 分等同于昏迷。

　　患者神经系统检查的另一个重要方面是瞳孔检查。瞳孔可以提示外伤患者颅内压或颅内占位性病灶体积短时间内的迅速变化，包括进展为颞叶钩回疝。此外，瞳孔检查可能是气管插管患者在应用肌松药物状态下，唯一容易获得的神经系统评估方法。其重要表现包括：双侧不等大、无反应、凶险的单侧或双侧散大及无反应。扩大的瞳孔也提示占位性病灶（如出血、水肿或肿瘤）最可能的侧别所在。昏迷患者的生命体征异常，如相对血压升高和心动过缓，提示与因延颈交界处的脑干受压而出现的库欣反应以及小脑扁桃体下疝有关。对可以通过这些快速评估措施确定的有异常发现的患者，应立即进行头颅影像学检查。

　　在提示颅内出血的情况下，最适合的影像学检查是无对比剂的头颅 CT 平扫。这种扫描通常可以很快完成，而且很容易确定急性出血时铁 – 血红蛋白复合物呈现的高密度影。急性硬膜下血肿的典型特征包括新月形高密度影，常见于大脑半球凸面，也见于后颅窝及小脑幕、大脑镰等硬脑膜反折处。重要的是，硬膜下血肿不受颅骨骨缝的限制，可以越过骨缝而占满整个半球凸面。这一特征有助于区分硬膜下血肿与硬膜外血肿。脑实质损伤和脑水肿更常伴发硬膜下血肿，而不是硬膜外血肿。硬膜下血肿体积大小和神经系统检查情况提示患者可能通过手术获益。然而，即便是轻微的硬膜下血肿，也可能造成脑组织移位及神经功能缺损，并导致脑损伤、脑水肿或脑缺血，可能需要手术干预。

问题

1. CT 扫描每一项异常表现的意义是什么？
2. 病史和体格检查的哪些方面提示了对该患者进行干预的时机？
3. 凝血功能异常对手术时机有何影响？

表 3.1　格拉斯哥昏迷量表（GCS）

最佳运动反应	最佳语言反应	最佳视觉反应
1. 无运动反应	1. 无语言回应（包括气管插管状态）	1. 无眼部反应
2. 去大脑强直姿势	2. 无法理解的声音	2. 疼痛刺激时睁眼
3. 去皮层强直姿势	3. 不恰当的词语	3. 声音刺激时睁眼
4. 可回缩	4. 含混不清	4. 自发睁眼
5. 可定位	5. 完全切题	
6. 遵嘱动作		

临床决策

患者有急性硬膜下血肿伴占位效应、中线偏移、脑实质或蛛网膜下腔损伤、对侧脑室受累并扩张。体格检查提示脑疝综合征，即将发生脑干死亡。根据现场报告，神经系统检查情况恶化，表明病情正在迅速恶化。需要将患者紧急送入手术室行开颅手术清除血肿。手术不应因纠正任何凝血功能障碍而推迟，后者应继续在术中纠正。任何对侧脑室积水都应该通过清除血肿减压来纠正，而不是通过术前干预如脑室引流。任何可能延迟患者转运至手术室的程序，包括在急诊室或CT室放置颅内压监护仪或钻颅，术前都不应进行。

问题

1. 开颅手术时应该计划开多大范围？
2. 如何设计切口？
3. 如何设计钻孔位置？
4. 对于手术患者的体位需要考虑哪些因素？
5. 手术时头部应如何固定和定位？

外科手术

急性硬膜下血肿是一种急诊情况，患者若具备手术指征，应尽快手术清除。手术适应证如下：

- CT扫描硬膜下血肿厚度＞10mm或中线偏移＞5mm。
- 硬膜下血肿厚度＜10mm且中线位移＜5mm时，需满足以下情况：
  - 从受伤到入院，GCS评分至少下降2分。
  - 和/或瞳孔不对称或散大固定。
  - 和/或颅内压＞20mmHg。

如果需要手术，患者须尽快接受开颅手术。遵循"4h原则"，即在神经功能恶化后4h内手术可降低死亡率。

体位：多数接受开颅手术的凸面硬膜下血肿患者都可采取仰卧位，头部和身体转向对侧以便使头部处于侧位。术前对昏迷患者的颈椎是否有损伤尚不明了时，必须对患者进行同轴翻身，并用支撑垫和固定带固定，以保持脊柱在同一轴线上。头部可用Mayfield或马蹄形头架固定。

手术：这种情况下，手术计划开颅的范围应当大一些，须包括额叶、顶叶和颞叶，以便广泛减压。注意避免切开或抬起静脉窦表面的颅骨，应充分考虑到去骨瓣减压和敞开硬脑膜的可能。单个骨孔本身无法排出血凝块，只有在影像学检查完全不可用的情况下才考虑。单个骨孔钻颅探查仅是一种诊断性尝试，之后须按计划转为开颅手术。

头皮切口可以是额顶颞部的大问号形切口或 T 形瓣外伤切口。切口经帽状腱膜直达颅骨。在有肌肉或颞肌筋膜的区域，先切到筋膜层，再用手术刀、手术剪或电刀分离切开。接下来，头皮边缘用 Raney 头皮夹或止血钳钳夹毛状腱膜止血。然后用鱼钩形牵开器或布巾钳牵开头皮，并用橡皮筋连接固定于手术单，或使用自动牵开器。接着钻一系列骨孔，其位置取决于所需开颅范围大小，一般位于矢状窦外的旁正中位置、翼点和颞下窝。当骨孔可充分暴露硬脑膜时，即可停钻。用刮匙和 Kerrison 咬骨钳扩大骨孔，分离颅骨及其下的硬脑膜。可使用带脚踏板的电动开颅器或 Gigli 线锯完成开颅，从硬脑膜上抬起骨瓣。切开硬脑膜时，须保留进入静脉窦的引流静脉，可以采用额顶颞部大问号形切口，也可以采用从中心到周围的一系列放射状切口。切开硬脑膜后，通过冲洗和吸引来清除血肿。冲洗时应在颅骨 – 硬脑膜边缘向硬膜下灌入，以便进一步清除血凝块。应注意尽量减少矢状窦出血的可能。

此时，手术的减压部分就完成了。接着注意对皮层表面、头皮瓣、骨边缘和硬脑膜进行止血。皮层表面静脉或动脉的小出血是急性硬膜下出血的来源，可以根据需要用双极电凝止血。来自引流静脉和静脉窦的出血，如有可能，应使用明胶海绵轻柔压塞止血。静脉窦损伤时，应考虑空气栓塞和严重失血的可能性，并与麻醉师充分沟通。当血压降低、缺氧和呼气末二氧化碳分压降低时，应采取措施，可紧急采取头低位，将手术野以冲洗水淹没，并进行液体复苏。仔细止血后，开始关闭切口。应在骨窗四周和矢状窦旁悬吊硬脑膜，以尽量减少术后硬膜外形成血肿。

减压后，应评估术后处理脑水肿和颅内压的潜在困难。可考虑的辅助措施包括在脑表面放置人工硬脑膜替代物，敞开硬脑膜（暂时将骨瓣储存起来以便数周后还纳），清除脑内血肿，或根据损伤情况和术中肿胀情况选择行额叶或颞叶切除减压术。在手术完成前，应考虑放置颅内压监护探头。术后患者应送 ICU。

硬膜下血肿患者若出血量较小，神经功能完好，且情况稳定，可考虑非手术治疗。这类患者需要在 ICU 治疗，根据临床情况进行颅内压监测，并进行一系列神经系统功能观察，以及多次复查 CT 成像，以评估血肿进展情况，确保神经系统状态不会突然恶化。

治疗精要

· 要特别注意静脉窦损伤及其周围的引流静脉出血，用明胶海绵和脑棉片轻柔压塞即可。冲洗和吸引中线部位血凝块时，应特别小心，并不一定需要对此处减压。硬脑膜悬吊线应沿硬脑膜缝置在静脉窦的周围，以便控制静脉出血。静脉窦前 1/3 处的大裂口可以结扎窦。对于后部的破裂口，应努力压塞和 / 或修补。

· 急性硬膜下血肿很少与血管性疾病或肿瘤相关。但是颞下窝的硬膜下血肿可与后交通动脉动脉瘤破裂引起的蛛网膜下腔出血或大脑中动脉瘤破裂引起的外侧裂区蛛网膜下腔出血有关。凸面硬膜下血肿还可能与皮层动静脉畸形或暴露于皮层表面的肿瘤有关。

· 外伤性急性硬膜下血肿比硬膜外血肿更可能与皮层损伤和脑水肿相关。如果因脑肿胀而导致颅骨不能复位，应考虑将其保存起来，以便将来修补复位之用。

· 在减压后半球膨胀或肿胀的情况下，术中超声是一个有用的辅助措施，可以确认是否存在有必要探查和清除的脑内血肿，或是否有脑内血肿增大的证据。

核心要点

· 神经功能恶化，则需要更迅速的治疗。
· 大骨瓣开颅提高了清除血肿的能力，便于找到出血点并电凝止血，且减压效果更好。
· 应注意避免暴露矢状窦或横窦及引流静脉撕裂。

术后处理

急性硬膜下血肿患者须在重症监护室住院治疗，直到其临床情况和神经功能均稳定。应经常进行生命体征、体温、颅内压监护、实验室检查（包括全血计数、生化和凝血功能检查），以及神经系统检查，并对任何神经系统变化做出快速反应，以确保患者的健康和康复。这些患者除了神经功能恶化的风险外，还有癫痫发作、感染、凝血功能障碍和静脉血栓形成等风险。颅内压升高可以通过高渗盐水、甘露醇、抬高头位、过度换气来控制。再次手术的适应证包括：术后硬膜外血肿、急性硬膜下血肿复发、术后对侧硬膜下或硬膜外血肿扩大、脑内血肿扩大需要清除、需要开颅治疗的难治性脑水肿、需要临时引流或分流的脑积水、脑脊液漏、感染、脓肿等。围手术期应当应用抗生素。气道管理是急性硬膜下血肿患者治疗的关键，气管插管的患者必须有足够高的氧合水平，但应尽量减小通气压力、通气量和剪切应力，以保护肺功能。长时间机械通气可能需要将气管插管转为气管切开。

静脉血栓栓塞并发症在不能活动的患者中发生率较高。急性硬膜下血肿患者多为创伤性脑损伤患者，其静脉血栓栓塞并发症发生率是普通神经外科患者的3~4倍。静脉血栓栓塞的预防，只要没有禁忌，强烈建议以机械预防下肢血栓，直到患者可以下床活动。如果患者病情稳定，血肿小且不继续增大，药物预防是恰当的。药物预防通常在术后24~72h内是安全的，但一些研究显示药物预防后血肿复发率较高。应根据个案的具体情况做出最终抗凝治疗的决定，并应考虑患者的病史和需求。

急性外伤性硬膜下血肿患者术后，针对癫痫发作的预防也是一个重要的考量。痫性发作增加脑代谢需求，进而颅内压升高。抗癫痫药物可降低这些患者的痫性发作率，有利于急性硬膜下血肿患者的术后管理。如果没有记录在案的痫性发作事件，并不需要进行长期预防用药。营养支持对急性硬膜下血肿患者也很重要，需要肠内营养或肠外营养的患者应在术后第 7 天达到全热量供应。

多次复查影像学检查是术后处理的必要部分，以确保血肿不自行复发。硬膜下血肿患者的术后复查时间并无特定标准，但在患者稳定之前，应尽早、频繁地进行。如需评估患者的神经功能检查或观察到任何神经功能恶化，均需进行 CT 扫描，并可能因此而多次复查。多次复查影像学检查和神经功能评估有助于减少并发症，确保患者安全康复，获得可能的最佳预后。

并发症及处理

即使进行了充分的血肿清除和减压，脑肿胀也可能是术中或术后的早期并发症（见第一章和第二章中关于脑水肿的内科和外科治疗内容）。脑肿胀是由导致硬膜下血肿和脑实质损伤的最初的创伤引起的。急性硬膜下血肿清除术中和术后脑肿胀的处理与其他病理状态引起的颅内压升高类似，处理方法包括抬高床头促进静脉回流、放松颈托围领、保持头颈部处于中立位、过度换气至 $PaCO_2$ 30~35mmHg、增加镇静、镇痛、增加甘露醇和高渗盐水的剂量，以及脑室外引流等。术中发生无法控制的脑肿胀时，需要切除脑叶、去除骨瓣以关闭头皮切口。

急性硬膜下血肿的压迫解除后，可发生对侧硬膜下或硬膜外出血。据报道，7.4% 的患者出现此类并发症，这些患者均需要再次手术治疗。最佳治疗策略是早发现早治疗。减压术后病情恶化或术后立刻发生的难以控制的颅内压升高的患者均应视为可疑，关键是术后早期复查影像学检查和严密的神经系统检查。

与所有其他外科手术一样，术后存在切口感染的风险。急性硬膜下血肿清除术是在原切口上进行的急诊手术，切口往往被造成损伤的碎片污染，因而切口感染率高于其他开颅手术。但是即使是在时间很紧且环境控制不足的紧急情况下，严格的无菌技术仍然是必不可少的。

创伤性脑损伤和开颅手术后可发生脑积水，其原因仍有争议。创伤造成的脑软化可导致脑室扩大，颅内出血造成的脑脊液吸收障碍可导致交通性脑积水。此外，并发脑损伤的患者存在急性或迟发性癫痫发作的风险（见第十六章创伤性癫痫发作）。

并发症精要
- 开颅血肿清除术后，仍不能停止对脑水肿和颅内压升高的处理。颅内压升高保守治疗失败可能需要行脑脊液分流术或进一步的手术治疗。

> · 术后影像学复查、密切观察和持续神经系统检查，对于早期识别脑挫裂伤或脑卒中引起的脑水肿，以及其他颅内出血（包括术后硬膜外血肿、硬膜下血肿或脑内血肿）的加重是必要的。
> · 虽然是急诊手术，其中强调诊断、转运至手术室，以及及时减压的速度，但仍须严格遵循无菌技术和切口关闭。

证据和转归

急性硬膜下血肿的预后在很大程度上取决于术前神经功能损伤的程度。急性硬膜下血肿预后不良的独立危险因素包括：高龄、低 GCS 评分和不良的神经系统检查。基于个案预测患者的预后存在难度，因为许多报道表明，老年患者虽然临床表现不佳，但后来却能恢复不错。

拓展阅读

[1] Bales JW, Bonow RH, Ellenbogen RG. Surgical management of closed head injury. In Ellenbogen RG, Sekhar L N, Kitchen N, eds. Principles of Neurological Surgery (4th ed.). Amsterdam: Elsevier; 2018: 366-389.

[2] Huang MC. Surgical management of traumatic brain injury. In Winn HR, ed. Yomnans and Winn Neurological Surgery (7th ed.). Amsterdam: Elsevier; 2017: 2910-2921.

[3] Ndgir R, Yousem DM. Head trauma. In Ndgir R, Yousem DM, eds. Neuroradiology: The Requisites (4th ed.). Amsterdam: Elsevier; 2016: 150-173.

[4] Timmons SD. Extra-axial hem.aromas. In Loftus CM, ed. Neurosurgical Emergencies. Ebook. Stuttgart, Germany: Thieme; 2018: 1-59.

第四章　慢性硬膜下血肿

Nathaniel Toop, Benjamin McGahan, Varun Shah, John McGregor

梁　晨　郭世文 / 译

病例介绍

患者，85 岁，女性，既往有冠心病、周围动脉疾病、慢性阻塞性肺疾病（COPD）和糖尿病病史。因持续性头痛伴右手活动不灵 2 周就诊于急诊科。患者自诉 3 年前行股动脉支架植入术后每日口服阿司匹林和氯吡格雷，近期曾有多次跌倒受伤病史，其中 1~2 次可能伤及头部。查体患者神志清，定时、定向及定位准确，生命体征平稳，无颅神经功能受损表现，右上肢肌力 4 级，右侧旋前肌漂移试验阳性。

问题

1. 下一步合适的实验室检查是什么？

2. 应采取哪种影像学检查方式？

3. 跌倒病史、服药史、神经系统阳性体征的意义分别是什么？

4. 鉴别诊断有哪些？

5. 如何合理安排检查？

评估和计划

患者头痛及右侧肌力轻度减退和右旋前肌漂移等体征提示病变位于左侧大脑半球。之前的跌倒史提示外伤性出血可能，结合亚急性起病的特点考虑为较慢性的外伤性出血，如慢性硬膜下血肿（SDH）。其他需要考虑的疾病包括范围较小的皮层或内囊卒中或左侧额叶后部的占位性病变，如肿瘤或脓肿等。还有一些可能性较小的情况如某种形式的癫痫发作后的状态等。

接下来的检查应该包括进一步的体格检查：包括心脏及颈动脉听诊寻找潜在的栓塞来源；血清实验室检查包括凝血功能等；心电图检查明确是否存在心律失常；头颅影像学检查。在所有影像学检查中，CT 检查最有效并且能够快速评估出血及占位效应。如果头颅 CT 检查无法明确诊断，则可考虑进一步行 MRI 检查。患者出现症状的时间不支持急性脑卒中事件的可能。

诊断精要

· 神经系统检查能够提示中枢神经系统受累的侧别和位置。急性起病的神

经系统症状体征往往提示病情紧急，需要考虑到脑卒中的可能性并进行针对性的检查。

- 抗凝剂是轻微颅脑外伤相关的颅内出血的危险因素，慢性硬膜下血肿可与轻微或未能察觉到的既往外伤有关，也可以是自发出现的。
- 间歇性神经功能缺损和／或癫痫发作可继发于慢性出血相关的皮质刺激。
- 持续进展的神经功能损害表明病情迅速恶化，需要更紧急的评估和干预。

　　患者的实验室检查结果无明显异常。包括心电图在内的心血管系统检查也大致正常。头颅 CT 扫描结果如图 4.1 所示。

　　患者的影像学检查表现符合慢性硬膜下血肿合并急性出血的特点。左额叶表面存在低密度、等密度及高密度的混合出血信号。大脑镰下中线结构向对侧轻微偏移，左侧部分脑沟消失。

　　急性期出血的 CT 表现为在出血后第 1 周内呈高密度影。在出血后第 2 周，亚急性期血肿与脑组织密度相等。当进入慢性期血肿出现液化，表现为低密度影。不管年龄大小，在 CT 影像上，硬膜下出血可以沿大脑半球表面形成新月形影，可以沿小脑幕分层，也可以出现在纵裂内。与硬膜外血肿不同，硬膜下血肿不被颅缝局限。CT 表现为混合密度的硬膜下血肿意味着在同一硬膜下间隙不同时间、不同阶段的出血。再出血在老年硬膜下积液患者中很常见，通常患者的 CT 影像显示血肿密度不均匀，提示为不同时间的反复出血。慢性硬膜下血肿另一个常见的影像学表现是分隔。成纤维细胞和纤维蛋白能够紧贴液化的血肿形成膜性结构。这些膜可以将硬膜下血肿分隔开。随着时间的推移，这些膜上会出现新生血管，这也会导致反复出血。是否存在分隔是决定硬膜下血肿手术方式的重要因素。大多数慢性硬膜下血肿患者年龄都在 50 岁以上，并有轻微外伤病史。此外，抗血小板和抗凝药物，如氯吡格雷和阿司匹林等都会增加颅内出血风险。

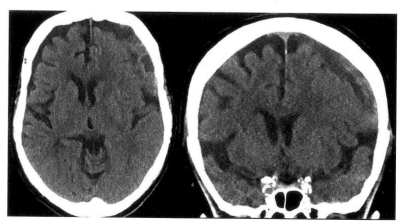

图 4.1　头颅 CT 平扫轴位（左侧）及冠状位（右侧）。混合密度病灶（高密度、等密度及低密度成分）覆盖于左额叶表面的硬膜下间隙。其占位效应导致中线从左向右偏移，额叶部分脑沟消失

因此，本例患者为典型的慢性硬膜下血肿病例，其病史和体格检查提示需要急查头颅影像学检查以进一步明确诊断。

问题

1. 该患者 CT 影像上的每一个表现分别提示什么？
2. 患者病史和体格检查的哪些方面对干预的时机具有指导意义？
3. 异常凝血结果对干预时机有哪些影响？
4. 何种情况下选择手术治疗？何种情况选择观察？

临床决策

　　神经外科医生对具有上述影像学表现的患者进行评估时应该从基础开始。对气道、呼吸、循环（ABCs）的评估和格拉斯哥昏迷量表（GCS）评分均应在接诊患者的最初几分钟内进行。在大多数情况下，比如本例患者，这些评估可能并无阳性发现。此时，详细的神经系统体格检查和病史采集就显得尤为重要。重要的病史包括抗血小板或抗凝药物的用药史，近期有无外伤史，是否有凝血功能异常的病史、既往颅内出血的病史、癫痫发作的病史等。体格检查的重点应放在肌力、颅神经功能、语言或认知方面是否存在损害。任何神经功能损害都有可能成为外科手术干预的指征。出现神经功能损害的患者，如果无明显手术禁忌，均应接受手术干预。对于血肿厚度大于颅盖骨厚度，或血肿厚度＞1cm 的患者，选择手术治疗预后更好。双侧硬膜下血肿由于病情进展的风险较大，应尽早考虑手术治疗。

　　等密度的硬膜下血肿在头颅 CT 上难以测量。在这种情况下，增强 CT 能够更好地勾勒出脑组织的轮廓。此外，可以通过中线结构的偏移、脑室受压、脑沟消失等占位效应间接显示硬膜下血肿扩张的程度。磁共振扫描通常可以更好地显示等密度硬膜下血肿的范围和大小。但是，相比 CT，磁共振检查耗时更长。

　　需要手术的患者如正在接受抗凝治疗需进行逆转抗凝。这可以在病情恶化的患者行手术治疗时紧急进行，也可以在病情稳定的患者术前几日进行。无神经系统功能损害或血肿较小的患者可在院内行保守观察，但需要进行连续的 CT 扫描动态评估硬膜下血肿的进展情况。如出现血肿量增加、新发神经系统功能损害或癫痫发作，则应立即干预。较小的硬膜下血肿无须干预可自行吸收。无症状的高密度硬膜下血肿可观察数天，待其液化后再行手术治疗。液化的低密度血肿可采用钻孔引流。如果混合性硬膜下血肿 CT 上明显的高密度影仍为血凝块，需要开颅手术才能清除。

问题

1. 该患者应该选择哪种术式？床旁引流，颅骨多处钻孔，还是开颅手术？
2. 患者头位应如何摆放及固定？

---

3. 切口和钻孔位置应如何确定？

4. 手术患者术区的定位需要考虑哪些因素？

5. 应该先钻哪处骨孔？先封闭哪处骨孔？

6. 手术中应如何处理分隔和软脑膜？

7. 钻孔手术什么时候应该改为开颅手术？

8. 术后应该留置引流管吗？

外科手术

如果慢性硬膜下血肿患者出现明显的进行性神经功能损害、脑疝或颅内压升高（如瞳孔不对称、固定或散大），这些表现与硬膜下血肿相关且患者经手术治疗后有恢复的可能，则应立即进行血肿清除手术。液化的硬膜下血肿可以通过钻孔引流排出。钻孔位置应该选在覆盖于硬膜下血肿范围之内的颅骨上，注意不要把钻孔位置选在正常皮层范围内，这样会造成冲洗困难，也可能增加额外损伤的风险。电凝并十字形切开硬脑膜，切缘进一步电凝以防止硬膜出血流进硬膜下腔。对于治疗慢性硬膜下血肿的最佳方法尚无共识。可以钻两个骨孔并进行冲洗，直到冲洗液清亮。也可以通过一个较大的骨孔或一个小的骨瓣来冲洗和抽吸血肿。范围较大且具有分隔的硬膜下血肿可能需要钻多个（3 个及以上）骨孔，以便冲洗每个分隔腔以清除液化的血液。

另一种可选择的手术方式是颅骨钻单孔后于硬膜下血肿腔内留置引流管 24~48h。这种操作可于床旁完成。慢性硬膜下血肿很少需要行开颅手术，但当血肿腔被多个较厚的隔膜分隔形成数个小腔，且单纯通过冲洗不能充分引流时，可考虑行开颅手术。此外，如果在钻孔术中发现无法处理的皮层出血时，可能需要中转开颅手术。需要注意的是，开颅手术时尽量不要剥离附着在皮层表面的软脑膜，因为这样会增加脑卒中、皮层损伤或癫痫发作的风险。

一些研究主张，对年龄大于 70 岁，不伴有颅内压增高的慢性硬膜下血肿患者进行保守治疗，即使他们已经存在由于慢性硬膜下血肿导致的认知障碍。这些研究结果显示，对出现慢性硬膜下血肿的轻微头部外伤患者进行一个月的观察，在 4~6 周的时间内，其慢性硬膜下血肿消失或明显减少，达到临床治愈。年龄相关的脑萎缩为硬膜下血肿提供了更大的聚集空间，从而不会造成严重的神经功能障碍，这可能正是慢性硬膜下血肿能够进行非手术治疗的原因之一。

治疗精要

· 在行颅骨多处钻孔清除硬膜下血肿时，应先钻位置较高的骨孔以便于减压，这可以确保在钻其他骨孔时与脑组织保持安全距离。当手术结束时应先封闭其他骨孔，便于用冲洗液填满硬膜下腔，以减少颅内积气。

· 通过每个骨孔进行冲洗直至冲洗液清亮。红色橡胶导尿管可以用来冲洗较深在的血肿。

- 血肿腔内的隔膜可能需要电灼并分离，以确保每个分隔内都能进行冲洗直至干净。软脑膜应当被完整保留。
- 超声探头可能有助于定位硬膜下的分隔。
- 提倡术后留置一个引流管以减少硬膜下血肿的复发。
- 无症状的原发以及术后残留的硬膜下积液可以在定期 CT 扫描动态观察下行非手术治疗。

核心要点

- 对于有皮层刺激症状或占位效应的患者，如能耐受手术，则行手术治疗预后较好。
- 减压和冲洗陈旧出血产生的炎症因子是手术的主要目的。脑组织完全恢复到正常位置在术中并不常见。
- 无法控制的术中出血可能需要中转开颅手术。
- 术中避免剥离附着在皮层表面的软脑膜远离静脉窦或其引流静脉。

术后处理

术后患者需要在 ICU 进行监护。生命体征、颅内压监测；包括血常规、生化指标、凝血指标等实验室检查以及神经系统检查应作为常规进行动态评估，以早期发现潜在的术后并发症并及时处理，从而保证患者康复。除了神经功能受损外，癫痫发作、感染、凝血障碍和静脉血栓形成也是术后可能出现的风险。如果患者有硬膜下引流管，应预防性使用抗生素，直到拔除引流管。

静脉血栓栓塞（VTE）在术后无法活动的患者中出现概率较高。如无禁忌，强烈建议采用机械预防下肢静脉血栓直到患者可以下地活动。药物预防适用于病情稳定、血肿已清除或少量残余但无进展倾向的患者。药物预防通常在术后24~72h 实施较为安全，但一些研究显示采用药物预防后血肿复发率较高。是否采用抗凝药物需考虑患者具体情况、相关病史及患者自身需求。

对于非手术患者，应反复评估颅内压、神经功能和影像学检查，以确保患者病情没有进展。对于原有或继发癫痫的患者，需要常规给予抗癫痫药物。如果既往无癫痫发作，长期预防通常是不必要的。营养支持对于非手术患者同样重要。

连续的影像学检查是术后处理的必要组成部分，以确保血肿不会自发出现复发。硬膜下血肿患者术后影像学检查可视情况灵活安排，但应在术后早期进行，必要时重复，出院后每隔一段时间再次进行，直到硬膜下血肿完全消失。在术后早期及随后一段时间内，神经功能损害加重提示应立即复查 CT。复查 CT 和神经系统评估是患者安全康复并有可能获得最佳预后的保障，将减少慢性硬膜下血肿患者的发病率和死亡率。

并发症及处理

慢性硬膜下血肿术后死亡率为 2%~5%。死亡率与年龄、临床表现、并发症和凝血异常有关。

慢性硬膜下血肿术后复发率为 10%~20%。与复发相关的因素包括双侧硬膜下出血、围手术期抗凝或抗血小板药物的使用，以及术后出现颅内积气等。术后硬膜下引流可降低复发风险。术后出现硬膜下积液的患者不一定需要再次手术。影像学检查术后硬膜下积液是常见的，但据研究显示其中只有 20% 的患者需要进一步处理以减轻高颅内压和缓解症状。再次手术指征包括临床症状进一步加重，中线移位较前明显，以及出现较术前更大的急性血肿。

其他并发症包括局灶性脑损伤、癫痫发作、张力性颅内积气和积脓。已知的手术风险包括手术部位感染、医院获得性感染、血栓栓塞和心肌梗死等。由于慢性硬膜下血肿多见于老年人，许多已知的外科手术风险的发生率相较于比较年轻、体健的患者更高。在术前和术后应该对患者采取相应措施来预防这些已知的手术风险。

并发症精要

· 颅骨钻孔位置应在硬膜下血肿处，注意不要钻在皮层外的颅骨上。影像引导和术中超声是防止皮层损伤有用的辅助手段。

· 尽量减少术后颅内积气是十分重要的，合适的体位、适当的颅骨钻孔位置、充分冲洗、合理的骨孔闭合顺序能够有效减少颅内积气的发生。

· 术后影像学检查和通过连续的神经系统查体密切观察病情变化对于早期发现新发或者复发的出血十分必要。

· 注意无菌技术和切口缝合。

证据和转归

随着人口老龄化，慢性硬膜下血肿在神经外科临床实践中变得越来越常见。目前的理论认为对于有症状的慢性硬膜下血肿，手术是最好的治疗方法。越来越多的证据表明，更多的患者可采取保守治疗的方式。这需要对最佳的手术技术和内科治疗的适应证做进一步研究。

拓展阅读

[1] Bales JW, Bonow RH, Ellenbogen RG. Surgical management of closed head injury. In Ellenbogen RG, Sekhar LN, Kitchen N, eds. Principles of Neurological Surgery (4th ed.). Amsterdam: Elsevier; 2018:366–389.

[2] Huang MC. Surgical management of traumatic brain injury. In Winn HR, ed. Youmans and Winn Neurological Surgery (7th ed.). Amsterdam: Elsevier; 2017:2910–2921.

[3] Ndgir R, Yousem DM. Head trauma. In Ndgir R, Yousem DM, eds. Neuroradiology: The Requisites(4th ed.). Amsterdam: Elsevier; 2016:150–173.

[4] Timmons SD. Extra-axial hematomas. In Loftus CM, ed. Neurosurgical Emergencies. Ebook. Stuttgart, Germany: Thieme; 2018:1–59.

第五章　硬膜外血肿

Lydia Kaoutzani, Martina Stippler

梁　晨　郭世文 / 译

病例介绍

患者，38岁，在崎岖山路骑行下山时不慎摔倒，受伤当时出现一过性意识障碍，随后清醒。在朋友的建议下，去急诊科（ED）进行检查。在急诊科就诊期间，患者逐渐出现昏睡，神经系统检查提示格拉斯哥昏迷量表（GCS）评分为7分，仅左侧肢体有自发活动，双侧瞳孔等大，对光反射存在，脑干反射完整。

问题

1. 患者的下一步诊疗计划是什么？
2. 如何确定是否应将头部CT扫描作为外伤患者病情初步评估的一部分？
3. 该患者头部外伤的鉴别诊断是什么？

评估和规划

与任何外伤病例一样，该患者诊疗的第一步是维持气道和循环。其GCS评分已下降至7分，首先需行气管插管，以确保气道通畅。有确切的神经功能缺损，定位在左侧大脑半球。有必要行头部CT扫描。相当比例的硬膜外血肿（EDH）患者存在典型的中间清醒期，即患者头部外伤后一段时间意识清醒，随后陷入昏迷。对于就诊于急诊科的清醒患者，一定不能忽略这个中间清醒期的存在。患者出现的其他症状和体征提示颅内压（ICP）升高。20%~50%的EDH患者在到达急诊科或手术前都处于昏迷状态。这是进一步行头部CT扫描的指征。

脑外伤诊断水平的根本性突破是CT的出现。在这个病例中，患者出现中间清醒期，显然需要行影像学检查。更具挑战性的是，如何判断轻微外伤的患者是否应该行头颅CT扫描。关于轻型创伤性脑损伤（TBI）后何时需要行CT扫描，目前有两个可参考的标准。一个是加拿大颅脑CT检查规范（CCTHR）；另一个是新奥尔良标准（NOC）。这些标准对有手术指征的病灶敏感性为100%，对可行保守治疗的病灶敏感性为83%~98%。这两个标准都没有涉及患者存在凝血障碍和使用抗凝药物的情况，而这两者正是颅内出血的重要危险因素。这些标准于2007年更新，有几个因素被确定为外伤后行急诊头颅CT扫描的指标（表5.1）。

表 5.1 决定颅脑损伤患者是否行 CT 检查时需要考虑的因素

急诊 CT 扫描适应证	可行 CT 扫描适应证
· 有颅骨骨折的证据——颅底骨折、凹陷性骨折或开放性骨折 · 反常的神经系统检查结果 · 癫痫发作 · 呕吐 > 1 次 · 高风险的受伤机制（如从机动车坠落、行人或骑行者与机动车发生碰撞事故） · GCS 评分降至 15 分以下	· 年龄 > 60 岁 · 持续性顺行性遗忘 · 逆行性遗忘 > 30min · 凝血障碍 · 从 > 5 级楼梯或 > 1m 高度坠落 · 中毒（检查不能排除） · 意识丧失 > 30min · 损伤机制及部位 · 社会因素（例如，家庭中的虐待情况、语言障碍妨碍准确地采集病史）

EDH 的典型 CT 表现为透镜状（双凸）。这是动脉出血导致硬脑膜从颅骨内表面剥离的结果。出血源于骨间动脉或静脉窦破裂。静脉性 EDH 可穿过中线，常位于横窦或矢状窦下方。然而需要注意的是，只有 84% 的 EDH 在 CT 影像上呈现典型的双凸形状。其余病例（16%）表现为颅骨一侧凸出，脑组织一侧笔直。

还有部分数量较少但仍然需要重视的一类即后颅窝 EDH 的患者。这些患者起初通常没有症状，但病情会由于脑干受压而突然恶化。

有些患者伤后起初 CT 扫描无明显阳性表现，但突然出现病情恶化，需要考虑迟发性 EDH 的可能。这种情况常见于在外伤不到 6h 进行首次头颅 CT 扫描的患者。这些患者最初的 CT 扫描做得"太早"，以至于 EDH 没有时间进展或仅有非常小量出血而被忽略。这也是为什么许多有 TBI 病史的患者在出院前都要进行留观的原因。

本例患者的鉴别诊断是颅内出血。患者 CT 扫描显示的颅骨骨折以及中间清醒期更倾向于 EDH 的诊断，但任何颅内占位性病变都可能出现这种情况。患者也可能存在创伤后癫痫发作，表现为 Todd 麻痹。

伤后 2h 内行头颅 CT 扫描（图 5.1，图 5.2）显示左侧颅骨骨折和与 EDH 特

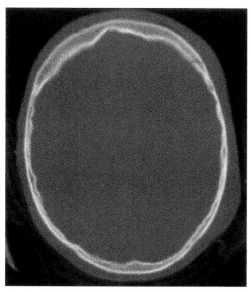

图 5.1 头颅 CT 示急性动脉性硬膜外血肿。注意硬膜外血肿典型的透镜状

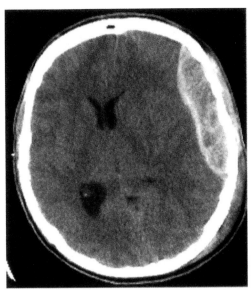

图 5.2　与图 5.1 同一幅 CT 影像的骨窗像提示左额部线性颅骨骨折是导致硬膜外血肿的原因

征相符的凸形轴外血肿伴有中线移位。

　　虽然 EDH 不是外伤中最常见的颅内损伤，但它是一类如果不能及时诊断及治疗则有很高死亡率的急症。需要外科干预和可行保守治疗的 EDH 在 TBI 患者中的发病率在 2.7%~4% 之间。外伤后昏迷患者有较高的可能性（约 9%）存在 EDH。大多数昏迷的 EDH 患者有手术干预指征。EDH 发病高峰在 20~30 岁。由于高危人群年龄较小，因此 EDH 对公众健康造成了巨大负担。EDH 也见于 6~10 岁的儿童。交通事故、高处坠落以及击打损伤占全部 EDH 病因的一半左右（53%）。

　　EDH 被描述为血液在"潜在"空腔的积聚，即硬脑膜外和颅骨之间。出血常由脑膜中动脉外伤性破裂引起。脑膜中动脉是颈外动脉的最大分支，也是最大的脑膜血管。血管撕裂通常继发于颞骨骨折。一些涉及成人和儿童患者的系列研究发现，在 1/3 的成人患者中，动脉出血是 EDH 形成的原因，而在儿童患者中，这一比例明显较小。

　　1/3~1/2 的 EDH 患者有其他相关表现，如颅骨骨折、硬膜下血肿（SDH）和 / 或脑实质内出血（IPH）。这些相关的损害，尤其是脑损伤，与患者预后较差有关。

　　许多学者研究了颅骨骨折对 EDH 的影响。一项研究发现，高达 87% 的线性颅骨骨折与硬膜外血肿有关。另外一些学者研究了 200 例因 EDH 接受手术治疗患者的功能预后，但没有发现不良功能预后与颅骨骨折之间存在关联。有报道指出，如果少量 EDH 合并有骨折线越过大血管或大静脉窦，则患者接受手术干预的可能性大大增加。

　　外伤性静脉窦破裂也会导致出血。相比动脉出血，静脉出血造成神经功能恶化相对较慢，但静脉窦撕裂对任何手术干预都是一个挑战。在矢状窦或横窦上方有凹陷性颅骨骨折的患者中，应考虑到静脉损伤造成 EDH 的可能（图 5.3）。对于位于颅顶的 EDH 或跨中线的 EDH，应高度怀疑是由静脉窦撕裂伤引起的静脉性 EDH。

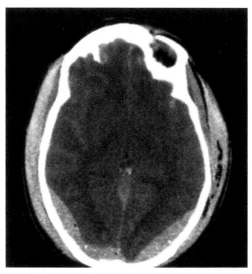

图 5.3 头颅 CT 示静脉性硬膜外血肿。血肿靠近上矢状窦且几乎跨越中线的特征都提示出血源自静脉窦损伤

CT 血管造影/静脉造影有助于明确静脉窦与 EDH 的关系，如果可以在尽量不影响或不推迟手术的情况下行上述检查，则应考虑完善。

诊断精要

· 如果患者存在中间清醒期，一定要考虑到 EDH 的可能。

· 如果在伤后 6h 内行首次 CT 检查，需警惕迟发性 EDH 的可能。

· 注意区分动脉性及静脉性 EDH。

本例 EDH 患者血肿量超过 30mL 且有症状，根据指南具有手术指征。该患者应当立即送往手术室急诊行开颅硬膜外血肿清除术，且途中应按 0.7g/kg 的剂量给予甘露醇降低颅内压。

问题

1. 造成这次出血的主要原因可能是什么？

2. 什么时候需要怀疑为静脉性 EDH？

3. 对本例患者的进一步治疗方案是什么？

临床决策

目前认为，无神经症状的少量 EDH（血肿最大厚度≤ 10mm）患者可行保守治疗。无局灶性神经功能损害且 GCS 评分＞ 8 分的 EDH 患者，如血肿量＜ 30mL，中线偏移＜ 5mm，血肿厚度＜ 15mm，也可以行保守治疗。但这种情况下，重点是应持续严密监测患者的神经系统症状体征，以及伤后短期内多次复查头颅 CT。同时，在治疗 TBI 患者时，协调不同专业的医生团队以及熟练掌握神经系统检查的护理人员共同参与患者救治是至关重要的，尤其对于 EDH 患者。

另外，即使患者无神经功能损伤，GCS 评分正常，但血肿量＞30mL，也应进行手术治疗，因为在这种情况下，突然出现病情进展的风险极高。此外，中线偏移＞5mm 以及血肿厚度＞15mm，即使 GCS 评分在 14~15 分之间，也有手术指征（表 5.2）。

若考虑行手术治疗，有条件时应在术前确定 EDH 的原因，以便围绕可能的出血来源行开颅手术。如果术前无法确定出血来源，则应行标准额颞顶外伤大骨瓣开颅术，这样可以为确定出血来源提供足够的空间。如果术前能够确定出血来源，骨瓣的设计可以更局限。一些学者建议在所有 EDH 开颅手术中均应探查硬脑膜下腔，以排除潜在的 SDH。如果术中发现 EDH 清除后硬脑膜张力仍然较高，则应该打开硬脑膜探查。此外，如果术前怀疑有 SDH，或者术中没有发现 EDH，也应打开硬脑膜。当要复位骨瓣时，硬膜环形悬吊及中央悬吊对于减少术后 EDH 复发至关重要。

术前充分评估和术中诸多外科手术技术结合运用，对外伤性静脉窦损伤的处理十分重要。有时骨窗应当跨过中线，以便在直视下处理静脉窦损伤。有些学者更倾向于在中线处静脉窦撕裂区域留一个骨梁，这样通过双侧悬吊缝合可以控制静脉窦出血。如果硬脑膜缺损较大，可以用肌肉补片直接缝合修复静脉窦。

问题

1. EDH 行保守治疗的指征是什么？

2. 如何减少术后 EDH 复发？

3. 术中如何处理并预防静脉窦破裂引起的大出血？

外科手术

据早期报道，EDH 的死亡率＞80%。而在诊断和治疗迅速发展的今天，EDH 的死亡率已经降低。

EDH 的首选手术是开颅手术，因为手术的目的是清除血肿和降低颅内压。开颅方式的选择可以是额颞顶骨大骨瓣开颅术，也可以围绕 EDH 范围设计骨瓣。如果怀疑静脉窦撕裂引起的静脉性 EDH，应以能够靠近静脉窦及控制出血为原则计划手术。在损伤的静脉窦两侧分别开颅，静脉窦上留一骨桥，可同时达到静脉窦和控制出血。

拟行小的骨瓣开颅术时，术前还应提前规划若术中出现脑肿胀，可转变扩大为 11cm×14cm 的大骨瓣开颅。

表 5.2　硬膜外血肿手术与非手术治疗指征

手术治疗指征		非手术治疗指征	
GCS 评分 3~15 分 GCS 评分 14~15 分	·血肿量＞30mL ·中线偏移＞5mm ·血肿厚度＞15mm	无局灶性神经功能损害表现或 GCS 评分＞8 分	·血肿量＜30mL ·中线偏移＜5mm ·血肿厚度＜15mm

手术时机的把握尤为重要。对于出现瞳孔不等大的患者，在伤后 70min 内接受手术治疗预后较好。此外，在伤后 2h 内接受治疗的患者比更晚接受手术治疗的患者预后更好。有证据表明，从伤后初诊到手术清除血肿之间出现的延误与患者预后较差相关，这就是为什么人们一直在争论究竟是在最近的医院还是送至更专业的医院接受手术治疗对患者更有利。

治疗精要

· 明确 EDH 手术治疗及保守治疗指征（表 5.2）。
· 如果怀疑是由静脉窦损伤造成的静脉性 EDH，术前要做好处理损伤的静脉窦及由此引起的其他并发症（空气栓塞、大出血）的准备。
· 沿骨窗周边悬吊硬脑膜并将硬脑膜中央悬吊于骨瓣上。

核心要点

· 如果颅骨凹陷性骨折位于静脉窦上，应行 CT 血管造影检查评估是否存在静脉窦血栓形成。
· 如果 EDH 清除后硬脑膜张力仍然较高，应打开硬脑膜并探查，排除硬膜下出血。
· 如果患者 GCS 评分为 8 分或更低，应放置多模态监护仪或 ICP 监护仪。

术后处理

大多数 EDH 患者潜在的脑实质损伤轻微，即使术前神经系统检查结果不理想，他们术后都能从昏迷中恢复。因此，在放置 ICP 监护仪之前，应给患者意识恢复留出时间。如果患者术后在麻醉停止后一定的时间内还未苏醒，应行 CT 检查以评估是否存在再出血或其他颅内病变情况。如果没有发现占位性病变同时 GCS 评分 < 8 分，且患者不能遵嘱动作，应进行颅内多模态监测。如果存在重型 TBI，应遵循重型 TBI 救治流程并协调其他专科共同处理全身损伤。

并发症及处理

如果怀疑为静脉性 EDH，完善的手术计划有助于术中处理静脉窦出血。此外，适当的大骨瓣开颅将有助于充分止血，以防止术后硬膜外再出血。放置硬膜外引流管和硬膜悬吊也可以减少术后再出血的可能。

对于潜在的脑损伤，保持积极的心态是很重要的。大多数 EDH 的脑实质损伤轻微，但如果患者的神经系统检查结果不理想，术前很难判断脑损伤的程度。如果术中发现硬脑膜张力较高、脑组织肿胀，要做好整个半侧开颅的准备。如果进行了较小骨瓣的开颅手术，需确保有足够的空间延长切口和扩大骨窗，使骨窗至少达 11cm×14cm。

> **并发症精要**
>
> ·确保骨窗范围足够大，以便于寻找出血点。
>
> ·如果术中脑组织肿胀，应行骨窗大小至少 11cm×14cm 的半侧开颅手术。
>
> ·如果患者 GCS 评分不能提高至 9 分或以上，则应考虑行颅内多模态监测。

证据和转归

在接受硬膜外血肿清除手术的所有年龄组和不同 GCS 评分的患者中死亡率约为 10%，而儿童病例死亡率约为 5%，这比其他需要手术治疗的 TBI 患者的死亡率要低得多。相比而言，硬膜下血肿的死亡率为 30%~50%，重型创伤性脑损伤的死亡率约为 30%。造成这种差异的原因是潜在的脑损伤程度。大部分硬膜外血肿患者意识障碍被认为更多是由于其占位效应导致 ICP 增加造成，较少是由于脑实质的潜在损伤，而硬膜下血肿与潜在脑损伤的相关性更高，因此与硬膜外血肿相比，其预后明显更差。

如果硬膜外血肿在病情进展后 2~4h 内行手术清除，即使是术前神经系统检查不理想的患者也可能有良好的预后。表 5.3 列出了影响 EDH 预后的因素。

表 5.3　硬膜外血肿预后决定因素

GCS 评分
年龄
瞳孔异常
相关颅内病变
从病情进展到接受手术的间隔时间
颅内压

拓展阅读

[1] Behera SK, Senapati SB, Mishra SS, Das S. Management of superior sagittal sinus injury encountered in traumatic head injury patients: Analysis of 15 cases. Asian J Neurosurg. 2015;10(1):17–20.doi: 10.4103/1793-5482.151503. https://www.ncbi.nlm.nih.gov/pubmed/?term=behera+superior+sagittal+sinus+injury.

[2] Bor-Seng-Shu E, Aguiar PH, de Almeida Leme RJ, Mandel M, Andrade AF, Marino R Jr. Epidural hematomas of the posterior cranial fossa. Neurosurg Focus. 2004;16 (2): ECP1, ClinicalPearl 1, 2004. https://www.ncbi.nlm.nih.gov/pubmed/?term=edson+epidural+heamotaomas+of+the+posterior+cranical+fossa.

[3] Bullock MR, Chesnit R, Ghajar J, et al. Surgical management of acute epidural hematomas. Neurosurgery. 2006;58(suppl 3): S7–S15; discussionSi-iv.

[4] Haydel MJ, Preston CA, Mills TJ, Luber S, Blaudeau E, DeBlieux PM. Indications for computed tomography in patients with minor head injury. N Engl J Med. 2000;343(2):100–105.

[5] Langlois JA, Rutland-Brown W, Wald MM. The epidemiology and impact of traumatic brain injury: a brief overview. J Head Trauma Rehabil. 2006;21(5):375–378. https://www.ncbi.nlm.nih.gov/pubmed/16983222.

[6] Stiell IG, Wells GA, Vandemheem K, et al. The Canadian CT head rule for patients with minor head injury. Lancet. 2001; 357(9266):1391–1396. https://www.ncbi.nlm.nih.gov/pubmed/11356436.

第六章　硬脑膜静脉窦损伤

Tarek Y. El Ahmadieh, Christopher J. Madden, Shelly D. Timmons
梁　晨　郭世文 / 译

病例介绍

　　患者，46 岁，女性，高处坠落伤及头部，被送至医院急诊科。既往有滥用药物史和双相情感障碍病史。查体发现患者存在定时、定向力障碍，语速缓慢，语无伦次。面部运动检查双侧对称，眼部检查显示双侧瞳孔等大等圆，对光反射存在，眼外肌运动正常。四肢遵嘱活动，肌力及感觉无异常，旋前肌漂移征阴性。GCS 评分为 14 分。主要症状为剧烈头痛。

问题

1. 下一步合适的诊疗计划是什么？
2. 应该考虑哪种影像学检查？

评估和计划

　　由于患者从高处坠落，故对其进行了基于标准的高级创伤生命支持（ATLS）流程的全面创伤评估。考虑到受伤机制、头痛症状，以及神经系统阳性体征，有必要行进一步的头颅 CT 检查。由于患者存在脊柱损伤的可能性及查体发现脊柱压痛，因此同时行脊椎 CT 检查明确诊断。除此之外，未发现患者合并其他部位的损伤。脊椎 CT 未发现脊柱骨折或脱位的表现，但头颅 CT 显示枕骨左侧非凹陷性骨折（图 6.1）以及位于其下方的血肿，血肿范围 3cm×9cm 并延伸至后颅窝区域（图 6.2）。考虑可能的诊断为继发于静脉窦损伤的硬膜外血肿（EDH），血肿横跨左侧横窦。按照标准的外伤后实验室检查流程给予患者完善血液和血型检查并请神经外科专科急会诊。

　　硬膜外血肿最常见于脑膜中动脉或其分支损伤并导致颞窝硬膜外血肿，有时因血肿的快速增大及占位效应导致颞叶沟回疝压迫脑干。引起硬膜外血肿的其他原因包括脑膜中静脉、颅骨板障静脉或硬脑膜静脉窦损伤。枕部及枕骨下的硬膜外血肿较少见，在这些病例中，硬膜外出血来源于静脉窦的占 32%~42%。对于硬膜外血肿患者，头颅 CT 平扫被认为是最合适的初始影像学检查手段。CT 特征性的影像表现是位于脑组织外的双凸透镜样高密度病灶，且病灶范围不超过硬脑膜在颅骨的附着处。如果患者病情允许，行血管成像检查（如 CT 或 MRI 静脉造影）可能有助于定位出血来源，但是在急诊情况下，目前文献中没有强有力的证据支持将其作为常规检查。在许多情况下患者病情进展迅速，不应因等待血管

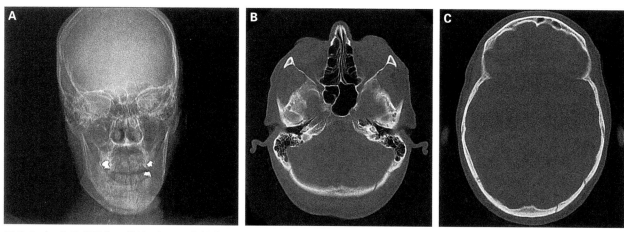

图 6.1 （A）头颅正位 X 线片、（B，C）轴位 CT 显示枕骨左侧骨折向下延伸至枕骨下

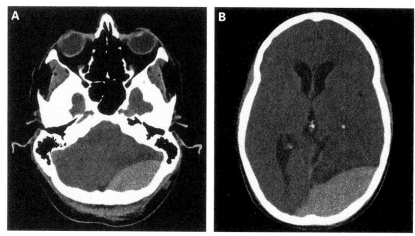

图 6.2 （A，B）轴位 CT 显示左侧枕部 / 枕下硬膜外巨大血肿伴占位效应

成像结果而延迟手术。应根据血肿大小和位置、临床表现（包括瞳孔检查和 GCS 评分），以及患者全身状况综合评估后做出临床决策。

诊断精要

· 头颅 CT 扫描是外伤患者筛查颅脑损伤的首选方法。

· 对于枕部 / 枕骨下区（或顶部）的硬膜外血肿应警惕静脉窦损伤，特别是（但不限于）合并凹陷性骨折的患者。

· CT 或 MRI 静脉造影可显示静脉出血部位，但这对于手术方案制订的指导意义有待商榷。

问题

1. 考虑到目前的神经系统检查结果，患者是否适合进行保守观察，还是需要急诊手术？

2. 如果考虑手术，术前是否有需要特殊考虑的问题？

3. 出血是动脉来源还是静脉来源，这会影响手术方案的制订吗？

临床决策

虽然本例患者神经系统症状轻微，但由于血肿体积较大，且延伸到后颅窝并有占位效应，因此需行手术治疗。基于颅脑外伤手术治疗指南，当急性 SDH 血肿量＞30mL 时，不论 GCS 评分高低，都要行手术治疗。指南的进一步建议指出，当患者出现双侧瞳孔不等大，GCS 评分 3~8 分（即昏迷）时，不论硬膜外血肿量多少，都应急诊行血肿清除手术。如患者满足下述所有条件，可考虑在动态复查头颅 CT 及密切观察神经系统症状体征变化的前提下行保守治疗，包括：血肿量＜30mL、血肿厚度＜1.5cm，中线移位＜5mm，GCS 评分＞8 分，无局灶性神经功能损害。然而，上述标准可能并不适用于后颅窝的血肿。有症状的硬膜外血肿通常都需要手术治疗，出现血肿体积增大或神经功能恶化的患者也需要手术治疗。

考虑到空间较小且有压迫脑干的风险，后颅窝的硬膜外血肿的手术指征通常会适当放宽，根据循证指南，后颅窝血肿如果合并下列任何一种情况，应进行血肿清除手术：血肿出现占位效应、与血肿相关的神经功能障碍或病情进展。占位效应表现为第四脑室的变形或消失、基底池受压闭塞或梗阻性脑积水。

在疑似静脉窦损伤的病例中，如硬膜外血肿出血考虑为静脉来源，且出血量达不到手术指征，可以在有神经危重症监护能力的医院中，在动态复查头颅 CT 的前提下行保守观察，同时随时做好急诊手术准备。这是因为一旦出现病情进展或血肿增大可能需要行急诊手术治疗。

据报道，硬脑膜静脉窦损伤导致的硬膜外血肿与动脉来源的硬膜外血肿相比，死亡率更高。这可归因于起病时血肿量较大以及 GCS 评分较低。就如本病例中所示，血肿延伸至后颅窝可导致脑干受压从而显著增加死亡率。硬脑膜静脉窦损伤常与颅骨凹陷性骨折相关，通常是由于更严重的创伤导致（与其他病因导致的硬膜外血肿相比）。因此，其合并其他类型脑损伤（如弥漫性轴索损伤）和其他全身损伤的可能性更高。如果血肿没有引起明显的占位效应，且患者无神经系统功能损害，可以考虑行保守治疗。有时这可能是一种较为合理的选择，以避免在尝试复位窦附近凹陷的颅骨骨折时大量出血的可能性。

与其他病因导致的硬膜外血肿相比，硬脑膜静脉窦损伤引起的硬膜外血肿术中、术后再出血率较高，预后相对较差。控制静脉窦撕裂伤的出血是一项挑战，通常会有大量失血。作为创伤术前检查的一部分，应检测全血细胞计数（包括红细胞计数、血红蛋白、红细胞压积和血小板计数）以及凝血指标，如果可能，应详细询问使用抗血小板或抗凝药物史。及时逆转抗凝可以降低血肿进展的风险，也有助于术中控制出血。此外，作为术前检查的一部分，要做好血液制品（悬浮红细胞、新鲜冰冻血浆、血小板或全血）的交叉配型，以便在术中有需要时立即使用。

问题

1. 对本例患者进行干预的时机是什么时候？

2. 手术定位和入路的选择是什么？

3. 除了关注术中出血外，是否还有其他与此手术相关的术中问题？

外科手术

由于血肿较大且考虑到后颅窝血肿进展会导致脑干受压，因此该患者被立即送入手术室。对于出现神经功能损害和即将出现脑疝的患者（例如瞳孔不等大的昏迷患者），应立即进行手术减压。如果患者无神经功能损害，术前可以评估与硬膜外血肿相关的危险因素，但由于存在血肿增大和进一步神经功能损害的风险，如果决定进行手术，术前评估应迅速进行。在指南中没有足够的数据支持来评估不同手术方式的优劣，但倾向于开颅或去骨瓣来彻底清除血肿并寻找潜在的出血来源。

全麻插管诱导麻醉后，患者取俯卧位，用 Mayfield 头架固定。枕部 / 枕骨下区常规消毒铺巾。左侧旁正中切口向下延伸至 C2 水平。单极电凝显露枕骨左侧及左侧枕骨下区，放置自动牵开器。于枕骨上可见骨折线向下延伸到乳突附近的枕骨下区。分别在枕骨和枕骨下区钻孔，骨孔下可见血肿，使用吸引器抽吸血肿进行初步减压。用铣刀分别铣开两个游离骨瓣，一个位于后颅窝，一个位于枕区，二者之间有一个骨梁覆盖于横窦上。将硬脑膜及静脉窦从颅骨上剥离，可见静脉窦区有明显出血。用棉片覆盖浸泡凝血酶的明胶海绵条，结合适当的压力压迫出血点控制出血。采用高速钻在骨梁两侧钻悬吊孔，沿骨梁上下两侧放置明胶海绵条，分别悬吊硬脑膜于骨梁上下两侧，用硬脑膜悬吊线同时将明胶海绵条固定。确定无活动性出血后，复位骨瓣并逐层缝合切口。

目前，有多种手术方法可用于修复硬脑膜静脉窦损伤。选择何种方法主要取决于术中情况及对静脉窦损伤程度的评估，也与神经外科医生的习惯和经验有关。使用明胶海绵和棉片压迫是初步填塞及止血的常用方法。明胶海绵中的凝血酶有助于诱导凝血，用于止血的明胶海绵有时可留在硬脑膜外不必取出。在某些病例中，使用自体肌肉补片贴缝或用速即纱包裹也是可采用的方法。也可直接缝合破损的静脉窦或用颅骨骨膜或者筋膜修补窦顶部。通常无须用填塞的方法来止血。对于难以控制的静脉窦出血，在修补破损时必须由助手协助压迫止血，同时冲洗并吸除血液以保证视野清晰。在极少数情况下，完全横断的静脉窦需要结扎止血以避免大量失血。这种止血方式仅在某些情况下适用，因为有可能引起严重静脉阻塞、颅内压升高以及大范围的静脉性梗死，从而导致患者出现严重并发症甚至死亡。

在与本章所展示的病例类似的情况中，许多神经外科医生都赞同暴露横窦两侧对于清除硬膜外血肿是十分必要的，在静脉窦区保留一块完整骨梁的策略具有一定的优势，它可以让外科医生避免因直接在受损的静脉窦上操作而导致大出血，同时也为悬吊硬膜填塞止血提供了一个骨性边缘。静脉窦两侧形成的两个骨窗（枕区及枕骨下区）通常足以完全清除血肿。

除了要关注术中难以控制的静脉窦出血，还要警惕静脉窦撕裂造成空气栓塞的风险。因此，在术中需要告知麻醉师关注这一问题，有条件应使用术中多普勒超声（听）或超声心动探头（看）探查心脏中是否存在栓塞。在手术过程中大量冲洗和避免坐姿可以减少空气栓塞的风险。发生空气栓塞的征象包括低血压和缺氧，如果怀疑已发生空气栓塞，应立即采取措施，即持续用大量的盐水冲洗术野，并将患者立即置于左侧卧位，以便将气泡局限在右心房内并通过中心静脉导管排空。在心脏骤停的情况下，胸外按压可导致右心室内大气泡碎裂，阻碍血流。

治疗精要

· 疑似静脉窦损伤出血可在静脉窦两侧分别形成游离骨瓣，以便留下一块骨梁便于压迫止血并固定硬脑膜悬吊线。

· 确保麻醉团队意识到发生空气栓塞的可能性，并密切监测相关征象。

· 如果发生静脉窦损伤可导致术中大出血，手术团队应做好必要的输血准备。

核心要点

· 如果患者出现昏迷及瞳孔不等大，或 EDH 血肿量 > 30mL，则应行急诊手术清除血肿。

· 如果 EDH 涉及后颅窝，应考虑尽早手术清除。

· 一般来说，最简单和最安全的控制静脉窦出血的方法是使用止血药物和压迫止血。如果出血得到控制，则悬吊硬脑膜并关颅。

术后处理

术后最常见也是最需要关注的并发症是再出血。与其他病因引起的 EDH 相比，静脉窦损伤导致的 EDH 再出血的风险更高。再出血可显著增加并发症发生率及死亡率。术后在重症监护室进行密切监测是至关重要的，应当严密观察神经系统症状体征变化情况。本例患者在术后保留气管插管并被送入重症监护室进行生命体征的持续监测和神经系统检查。常规术后头颅 CT 扫描显示 EDH 清除彻底且无再出血迹象。患者在术后第 1 天肢体可遵嘱动作，顺利拔除气管插管和引流管，术后第 5 天出院。

并发症及处理

如前所述，术中大出血是外科治疗硬脑膜静脉窦损伤的一种潜在并发症。静脉窦出血常用止血方法已经在"外科手术"部分中进行了详细阐述。简而言之，静脉窦止血的方法可包括在出血部位使用明胶海绵压迫、使用速即纱加固包裹出血部位、直接缝合静脉窦（如技术可行）、使用颅骨骨膜或筋膜修补受损静脉窦壁。作为最后的止血手段还可将静脉窦完全结扎。术后出血是另一个潜在的并发症，可能需要再次手术。

空气栓塞是手术治疗静脉窦损伤中一种罕见的并发症，严重时可导致患者死亡。一旦发生空气栓塞，在手术中早期识别和快速干预可以挽救患者生命。空气栓塞是由于大气和静脉系统之间的直接沟通导致的。将空气吸入硬脑膜静脉窦可导致空气栓子随血液循环到达心脏，随后进入肺动脉。因此，术前与麻醉师充分沟通空气栓塞风险并在术中使用多普勒检测空气栓塞的任何蛛丝马迹就显得尤为重要。术中在修复损伤时对静脉窦破口进行大量冲洗及避免坐姿可以降低空气栓塞的风险。空气栓塞的临床表现包括对治疗无反应的心动过缓、低血压、血氧饱和度下降和呼气末二氧化碳水平降低以及心脏骤停，或者临床上无症状，但使用心前区多普勒超声或床边超声心动检查可探测到空气栓子。

一旦发现空气栓塞，应立即切断气体和静脉窦之间的任何潜在通路。可通过要求助手大量冲洗静脉窦破口或将止血剂或湿海绵敷在破口上来实现。将患者置于 Trendelenburg 卧位可能会有助于缓解右心室的"气锁"效应，从而防止心肺源性休克。将患者置于左侧卧位也是有帮助的。但是，如果此操作受到手术体位（例如患者俯卧位和 / 或行 Mayfield 头架固定）的限制，可以通过旋转手术台来实现近似的体位，同时在调整体位时也要注意患者安全。如果患者已出现空气栓塞的临床表现，应迅速止血并缝合切口。如果血流动力学不稳定，应开始胸外按压并常规应用高级心脏生命支持技术，甚至可能需要行体外循环。高压氧治疗在临床治疗空气栓塞上起着重要的作用，特别是对于存在神经系统或其他靶器官损害证据的患者。

并发症精要
- 密切监测可能出现的术后再出血十分重要。
- 对术中发生空气栓塞的可能性始终保持警惕。

证据和转归

有关静脉窦损伤的临床资料主要来自病例系列报道和个案报道。硬膜外血肿患者的预后取决于多种因素，可能包括术前 GCS 评分，整体创伤负担和其他损伤，年龄，并发症，以及术中和术后并发症。患者术前的神经系统状态被认为是预后的最佳预测因素，早期手术干预与总体预后较好相关。

拓展阅读

[1] Bullock MR, Chesnut R, Ghajar J, et al. Surgical management of acute epidural hematomas. Neurosurgery. 2006;58(3 Suppl):S7–S15; discussion Si–iv. https://www.ncbi.nlm.nih.gov/pubmed/16710967.

[2] Fernandes-Cabral DT, Kooshkabadi A, Panesar SS, et al. Surgical management of vertex epidural hematoma: Technical case report and literature review. World Neurosurg. 2017;103:475–483. https://www.ncbi.nlm.nih.gov/pubmed/28427975.

[3] Lapadula G, Caporlingua F, Paolini S, Missori P, Domenicucci M. Epidural hematoma with detachment of the dural sinuses. J Neurosci Rural Pract. 2014;5(2):191–194. https://www.ncbi.nlm.nih.gov/pubmed/24966568.

[4] McCarthy CJ, Behravesh S, Naidu SG, Oklu R. Air embolism: Diagnosis, clinical management and outcomes. Diagnostics (Basel). 2017;7(1). https://www.ncbi.nlm.nih.gov/pubmed/28106717.

[5] Yilmazlar S, Kocaeli H, Dogan S, et al. Traumatic epidural haematomas of nonarterial origin: analysis of 30 consecutive cases. Acta Neurochir (Wien). 2005;147(12):1241–1248; discussion 1248. https://www.ncbi.nlm.nih.gov/pubmed/16133767.

第七章　创伤性脑挫伤

Ilyas Eli, Mitchell Couldwell, Craig H. Rabb

付　锐　梁　晨　郭世文 / 译

病例介绍

患者，22 岁，男性，不慎从近 2m 高梯子上坠落，头部着地，当即出现一过性意识丧失，被送至急诊科就诊。患者既往有 1 型糖尿病病史。查体示 GCS 评分 13 分（自发睁眼、答非所问、刺痛定位），瞳孔对光反射存在，面部对称，四肢活动自如。CT 平扫显示双侧额底出血性挫伤伴脑水肿（图 7.1）。

问题

1. 患者应住哪科？
2. 脑挫伤的病理生理机制是什么？
3. 大脑的哪些区域容易形成挫伤？

评估和计划

患者被诊断为创伤性脑损伤（TBI）并送入神经外科重症监护病房（NICU）进一步治疗。每小时严密监测神经系统症状体征的变化，同时给予左乙拉西坦预防癫痫发作。经治疗后，患者神经系统症状有所改善，GCS 评分 15 分。首次 CT 检查后 6h 复查 CT 示脑挫伤进展，间隔 6h 后再次复查 CT 显示双侧额叶挫伤病灶稳定。

诊断精要

·是否手术治疗取决于对临床表现和影像学特征的综合评估：
  ·入院时的 GCS 评分是判断患者状态的重要指标。
  ·脑挫伤患者应在神经外科重症监护病房接受监护。
·头颅 CT 扫描是可视化监测损伤的首选影像学检查。
·脑损伤会随着时间的推移形成水肿，通常会出现出血进展。
·应监测患者是否有低钠血症，这可能会使神经系统症状体征加重，并加剧脑水肿。

TBI 是世界范围内死亡、致残和社会经济负担的主要原因[1, 2]。创伤性脑挫伤是脑外伤的一种亚型，类似于脑表面的瘀伤。在颅脑损伤患者中，脑挫伤发生

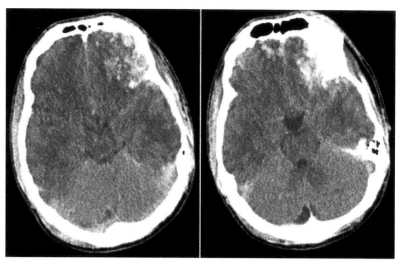

图 7.1 颅脑 CT 轴位平扫显示双侧额底出血性挫伤伴脑水肿

率为 13%~35%，通常为由机动车事故或跌倒导致的直接损伤或对冲伤[3~5]。脑挫伤经常是由大脑直接撞击颅骨内板或在颅底的骨嵴滑动造成的。撞击会导致毛细血管损伤，从而导致小范围的点状出血。病灶累及灰质和白质，可以是非出血性的，也可以是微出血性的或者大量出血性的。随着时间的推移，挫伤会产生血管源性或细胞毒性水肿损伤效应，这可能是由于挫伤中心的高渗透压产生渗透梯度差，水被吸引到脑挫伤部位而导致的[6]。脑挫伤通常发生于额极和额叶底面、颞叶和枕叶表面[7]。CT 是检测和评估颅内血肿的首选影像学检查方法，CT 表现为高密度出血区或不均匀密度区，以及由于血管源性水肿引起的周边低密度影。MRI 检查示病灶在 T2 相上呈低信号，病灶周围水肿带在 T2 及 FLAIR 相上呈高信号。在影像学上，挫伤可以具有从实性血肿到不均匀信号的一系列表现。在 38%~59% 的病例中，脑挫伤常因水肿和血肿扩大而在复查中表现出病灶范围增大和出血进展。由于这种出血进展的存在，连续的影像学复查评估病情变化是十分必要的[8, 9]。

问题

1. 哪些脑叶容易发生脑挫伤?

2. 颞叶挫伤需要关注哪些问题?

临床决策

患者病情的严重程度取决于初始 GCS 评分，其范围从轻度（GCS 评分 13~15 分）到重度（GCS 评分 ≤ 8 分）。本例患者初始 GCS 评分为 13 分，这就是为什么没有放置颅内压（ICP）监测装置的原因。脑外伤基金会颅脑外伤治疗指南，对于复苏后 GCS 评分 3~8 分合并 CT 异常表现或 GCS 评分 3~8 分，CT 无异常表现但满足以下 2 个或 2 个以上标准：年龄 > 40 岁，出现低血压（血压 < 90mmHg），

和 / 或运动反应异常（运动姿势）的患者，建议放置 ICP 监测装置[10]。

> **问题**
> 1. 外科手术的指征是什么？
> 2. 有哪些可选择的手术方式？

外科手术适用于神经系统检查提示临床病情恶化、药物无法控制的颅内压（ICP）升高或影像表现为占位效应的患者。此外，GCS 评分 6~8 分、额叶或颞叶挫伤病灶体积 > 20cm^3 且中线移位超过 5mm 和 / 或脑池受压；或挫伤病灶体积 > 50cm^3 的患者应接受手术治疗。手术需要开颅清除挫伤灶，以缓解颅内压升高和脑移位。但手术时应注意挫伤病灶与重要结构的关系。对于弥漫性单侧或双侧挫伤的患者，可以进行标准外伤大骨瓣减压术或双额开颅去骨瓣减压术[11]。

由于本例患者临床检查结果较好，影像学上没有明显的占位效应，因此采取保守治疗。患者的治疗措施包括密切观察、每隔 6h 进行影像学复查直到病灶的影像学表现稳定、左乙拉西坦预防癫痫发作、维持收缩压在 110mmHg 以上。患者的神经系统检查结果持续改善，于住院第 3 天转入普通病房，住院第 6 天出院转康复机构继续康复治疗。

在康复机构住院的第 2 天，患者精神状态极差，GCS 评分 10 分。影像学复查结果显示脑水肿加重，中线结构移位（图 7.2）。实验室检查示血钠 126mmol/L。患者重返 NICU 进一步治疗。给予口服及静脉高渗盐水补钠。1 天后 GCS 评分提高到 15 分，再次住院 8 天后，患者出院接受门诊治疗。出院后 1 个月门诊随访，患者包括短期记忆和语言能力在内的认知功能恢复良好。患者父母诉患者受伤后一度易激惹，目前已恢复正常。神经系统检查示患者神志清、注意力、语言能力、步态均无异常。颅脑 CT 平扫显示双侧额叶挫伤消失（图 7.3）。

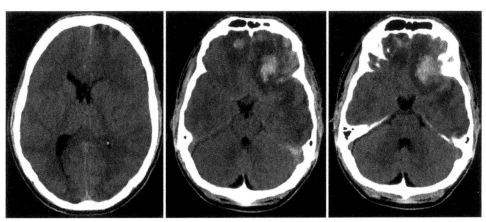

图 7.2　颅脑轴位 CT 平扫显示双侧额叶底部挫伤伴周围水肿，左侧较右侧范围大，水肿程度加重，左侧脑室消失，中线结构移位 7mm

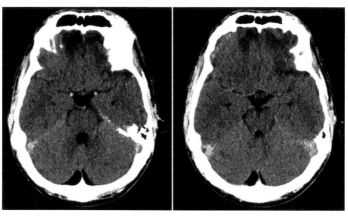

图 7.3 颅脑轴位 CT 平扫显示累及额叶下部的挫伤消退

治疗精要
· GCS 评分 8 分或更低的患者应放置颅内压监测装置。
· 外科手术需要开颅清除血肿，但如果有弥漫性挫伤灶，则可以进行标准外伤大骨瓣减压术或双额开颅去骨瓣减压术。

核心要点
· 挫伤通常会出现出血性进展，应严密观察患者，出现任何神经功能变化都应该行影像学复查。
· 颞叶挫伤可以在颅内压不升高的情况下出现脑疝。

术后处理

脑挫伤患者的后续处理根据是否接受手术治疗而异。患者在 NICU 接受数天的监测，直到其神经系统症状得到改善，且影像学检查示病灶稳定。在 NICU，患者需进行持续血压监测及连续多次的神经系统检查。后续还需接受物理治疗师及康复团队评估是否需要进一步康复治疗。

对开颅去骨瓣减压的患者需要进一步的术后影像学检查和神经危重症监护。颅内压监测对保证术后颅内压维持较低水平、监测由于术后脑水肿或新发血肿引起的颅内压升高至关重要。术后患者头部应朝向对侧，并佩戴防护帽，监测患者与去骨瓣减压术相关的早期、晚期和迟发性并发症。颅骨修补术可在去骨瓣减压术后几个月进行。

并发症及处理

低钠血症

低钠血症常见于颅脑损伤患者，须密切监测。文献报道低钠血症的发生率为 9.6%~51%[12, 13]。低钠血症可使脑水肿加重，从而导致神经功能恶化[14]。颅脑损伤患者低钠血症的两个最常见原因是脑性盐耗（CSW）和抗利尿激素分泌不当综合征（SIADH），其他潜在原因包括钠盐摄入不足和垂体功能障碍。颅脑损伤患者应每天进行血钠水平检测，如果已出现低钠血症，则检测频率应该更加频繁。应尽量明确导致低钠血症的原因，尽管有时较为困难。文献中提到的治疗方案包括限制液体、经口补充盐分和使用糖皮质激素。起初治疗低钠血症应包括补充钠盐和补水，但如果以上措施不能纠正血清钠水平，可选择限制液体。应谨慎使用限制液体的治疗，因为脱水将导致创伤性颅脑损伤患者预后不良。Dringer 等研究表明，限制液体治疗的 SIADH 患者发生迟发性神经功能障碍的风险更高[15]。Rajagopal 等在一项对 1500 例脑外伤患者的回顾性研究中发现，13.2% 的患者存在低钠血症，并注意到早期使用糖皮质激素与住院时间缩短相关[16]。颅脑损伤后低钠血症的治疗应早期应用补钠和保钠的治疗方法，限制液体应慎重。

脑挫伤的出血性进展

挫伤可能会随着时间的推移而进展，这种情况称为挫伤出血性进展（HPC）。半数挫伤患者可出现 HPC，表现为神经系统症状体征的改变。此外，在神经系统症状体征没有恶化的患者中，15% 可能出现 HPC[17, 18]。HPC 一般发生在伤后最初的 12h 内，但也可能在几天后延迟出现。颞叶挫伤患者需要密切监测是否出现 HPC。颞叶内侧部的挫伤位置靠近小脑幕，可因在小脑幕切迹方向上出现挫伤性肿胀导致占位效应，甚至可以在颅内压没有升高的情况下出现颞叶沟回疝。在影像学复查时发现颞叶挫伤病灶范围增大可能需要手术减压。

手术并发症及其处理

去骨瓣减压术是降低颅内压的有效方法，但也存在相应危险因素。术后并发症包括挫伤灶扩大、癫痫发作、硬膜下积液、脑脊液漏、迟发性脑积水、皮瓣凹陷综合征和术后感染。去骨瓣减压术后，挫伤灶扩大可能是骨瓣去除导致颅内压动态变化的结果，需要密切观察以监测挫伤扩大情况[19]。癫痫发作也是可能出现的并发症，但可通过给予抗癫痫药物来预防。脑膨出可由脑水肿引起，并可通过压迫骨缘导致皮质静脉受压，从而导致静脉阻塞。在去骨瓣减压术中，大骨瓣开颅手术可以在不导致皮质静脉受压的情况下缓解脑水肿。一些患者可能会出现脑脊液漏，但这并不常见。硬膜下积液形成是硬脑膜和蛛网膜破裂引起的迟发性并发症。通常硬膜下积液会随着时间的推移自然消退，不需要手术干预，但应该进行监测。术后感染可以用抗生素治疗。迟发性脑积水，表现为脑室增大，是脑脊液流量改变的结果。脑积水采用脑室-腹腔分流术治疗。皮瓣凹陷综合征是一种长期征象，发生在头皮陷入骨缺损，并使大气压力作用于其下的脑组织，通常导致头痛和癫痫的症状。皮瓣凹陷综合征可以通过颅骨修补术来治疗[19]。

并发症精要

- 去骨瓣减压术的常见并发症有哪些?
- 术后硬膜下积液如何处理?

证据和转归

脑挫伤后的恢复差异很大,预后取决于患者的年龄、初始 GCS 评分以及挫伤的大小和位置。研究表明,脑挫伤总体临床预后较差,死亡率较高[18, 20]。Alahmadi 等进行了一项回顾性研究,以研究能够预测非手术治疗的脑挫伤患者影像学和临床进展的因素。结果显示,45% 的脑挫伤者经过保守治疗,影像学检查结果随着时间的推移出现病情进展,其中 19% 最终需要手术治疗。此外,数据显示,GCS 评分较差的老年患者以及挫伤范围较大和合并硬膜下血肿的患者往往有挫伤灶扩大的倾向。因为额叶有参与工作和长期记忆的功能,所以额叶挫伤的存在可以预测脑外伤患者是否会出现记忆和情绪变化[21]。Huang 等开展了一项回顾性研究,评估 16 例开颅血肿清除术以及 38 例去骨瓣减压术治疗出血性脑挫伤的疗效[22]。去骨瓣减压组的格拉斯哥预后扩展评分、死亡率(13.2% : 25%)和再手术率(7.9% : 37.5%)均显著低于对照组。一项评估口服降糖药物格列本脲使用的随机对照研究表明,尽管格列本脲没有改善预后功能,但它与减少脑挫伤患者挫伤灶扩大的程度有关[23]。另一项随机研究显示,当患者接受阿托伐他汀治疗时,挫伤面积没有改变,但患者在受伤后 3 个月的功能预后(以格拉斯哥预后量表、改良 Rankin 量表和残疾分级量表衡量)有所改善[24]。

参考文献

[1] Iaccarino C, Schiavi P, Picetti E, et al. Patients with brain contusions: Predictors of outcome and relationship between radiological and clinical evolution. J Neurosurg. 2014;120(4):908–918.

[2] Alahmadi H, Vachhrajani S, Cusimano MD. The natural history of brain contusion: An analysis of radiological and clinical progression. J Neurosurg. 2010;112(5):1139–1145.

[3] Bullock R, Golek J, Blake G. Traumatic intracerebral hematoma: Which patients should undergo surgical evacuation? CT scan features and ICP monitoring as a basis for decision making. Surg Neurol. 1989;32(3):181–187.

[4] Carnevale JA, Segar DJ, Powers AY, et al. Blossoming contusions: Identifying factors contributing to the expansion of traumatic intracerebral hemorrhage. J Neurosurg. 2018:1–12.

[5] Lobato RD, Cordobes F, Rivas JJ, et al. Outcome from severe head injury related to the type of intracranial lesion. A computerized tomography study. J Neurosurg. 1983;59(5):762–774.

[6] Kawamata T, Mori T, Sato S, Katayama Y. Tissue hyperosmolality and brain edema in cerebral contusion. Neurosurg Focus. 2007;22(5):E5.

[7] Hijaz TA, Cento EA, Walker MT. Imaging of head trauma. Radiol Clin North Am.2011;49(1):81–103.

[8] Cepeda S, Gomez PA, Castano-Leon AM, Martinez-Perez R, Munarriz PM, Lagares A. Traumatic intracerebral hemorrhage: Risk factors associated with progression. J Neurotrauma.2015;32(16):1246–1253.

[9] Servadei F, Nanni A, Nasi MT, et al. Evolving brain lesions in the first 12 hours after head injury: Analysis of 37 comatose patients. Neurosurgery. 1995;37(5):899–906; discussion 897–906.

[10] Carney N, Totten AM, O'Reilly C, et al. Guidelines for the management of severe traumatic brain injury, fourth edition. Neurosurgery. 2017;80(1):6–15.

[11] Bullock MR, Chesnut R, Ghajar J, et al. Surgical management of traumatic parenchymal lesions. Neurosurgery. 2006;58(3 Suppl):S25–S46; discussionSi-iv.

[12] Sherlock M, O'Sullivan E, Agha A, et al. Incidence and pathophysiology of severe hyponatraemia in neurosurgical patients. Postgrad Med J. 2009;85(1002):171–175.

[13] Yumoto T, Sato K, Ugawa T, Ichiba S, Ujike Y. Prevalence, risk factors, and short-term consequences of traumatic brain injury-associated hyponatremia. Acta Med Okayama.2015;69(4):213–218.

[14] Gray JR, Morbitzer KA, Liu-DeRyke X, Parker D, Zimmerman LH, Rhoney DH. Hyponatremia in patients with spontaneous intracerebral hemorrhage. J Clin Med.2014;3(4):1322–1332.

[15] Diringer MN, Zazulia AR. Hyponatremia in neurologic patients: Consequences and approaches to treatment. Neurologist. 2006;12(3):117–126.

[16] Rajagopal R, Swaminathan G, Nair S, Joseph M. Hyponatremia in traumatic brain injury: A practical management protocol. World Neurosurg. 2017;108:529–533.

[17] Sifri ZC, Homnick AT, Vaynman A, et al. A prospective evaluation of the value of repeat cranial computed tomography in patients with minimal head injury and an intracranial bleed. J Trauma. 2006;61(4):862–867.

[18] Oertel M, Kelly DF, McArthur D, et al. Progressive hemorrhage after head trauma: Predictors and consequences of the evolving injury. J Neurosurg. 2002;96(1):109–116.

[19] Kurland DB, Khaladj-Ghom A, Stokum JA, et al. Complications associated with decompressive craniectomy: A systematic review. Neurocrit Care. 2015;23(2):292–304.

[20] Kurland D, Hong C, Aarabi B, Gerzanich V, Simard JM. Hemorrhagic progression of a contusion after traumatic brain injury: a review. J Neurotrauma. 2012;29(1):19–31.

[21] Su BY, Guo NW, Chen NC, et al. Brain contusion as the main risk factor of memory or emotional complaints in chronic complicated mild traumatic brain injury. Brain Inj.2017;31(5):601–606.

[22] Huang AP, Tu YK, Tsai YH, et al. Decompressive craniectomy as the primary surgical intervention for hemorrhagic contusion. J Neurotrauma. 2008;25(11):1347–1354.

[23] Khalili H, Derakhshan N, Niakan A, et al. Effects of oral glibenclamide on brain contusion volume and functional outcome of patients with moderate and severe traumatic braininjuries: A randomized double-blind placebo-controlled clinical trial. World Neurosurg.2017;101:130–136.

[24] Farzanegan GR, Derakhshan N, Khalili H, Ghaffarpasand F, Paydar S. Effects of atorvastatin on brain contusion volume and functional outcome of patients with moderate and severe traumatic brain injury: A randomized double-blind placebo-controlled clinical trial. J Clin Neurosci. 2017;44:143–147.

第八章　弥漫性轴索损伤

Hussein A. Zeineddine, Cole T. Lewis, Ryan S. Kitagawa

范小璇　梁　晨　郭世文 / 译

病例介绍

患者，30 岁，男性，因车祸致伤，当即出现意识障碍，现场插管后急送医院进一步治疗，查体示患者瞳孔对光反射迟钝，对疼痛刺激无反应，左下肢未触及动脉搏动。

问题

1. 可能的诊断是什么？

2. 最合适的检查方法是什么？

3. 目前最合适的影像学检查方法是什么？

评估与计划

患者致伤类型为高能量损伤，因此充分的复苏至关重要，其优先等级高于对患者神经系统状况的处理。高级创伤生命支持（ATLS）标准要求确保气道通畅，并保持血流动力学稳定。在此基础上对患者进行神经系统评估，随后再对其他部位损伤进行二次评估。基于以上评估，进一步进行实验室检查以及影像学检查。该患者接受了头颅 CT 平扫，颈椎 CT 平扫，颈部 CT 血管造影和胸部 / 腹部 / 盆腔 / 下肢 CT 扫描。头颅 CT（图 8.1）示大脑半球多发出血灶。左下肢 CT 扫描示股动脉夹层。

根据以上检查，患者诊断为重型创伤性脑损伤（TBI）。重型 TBI 可以包括局灶性病变如脑挫伤和颅内血肿以及弥漫性病变如弥漫性轴索损伤（DAI）。DAI 这一专业名词于 1982 年首次被 Adams 使用[1]，但早在 1956 年 Stich 便首次报告了重型 TBI 后的脑白质病理学改变[2]。尽管目前尚无理想的治疗方法，但临床和实验研究均证实 DAI 的严重程度与 TBI 预后相关[3-5]。当发生高能量损伤且神经系统检查情况不佳时应怀疑 DAI。

DAI 的临床表现通常与 CT 表现不相符，其神经功能受损的程度与轴突损伤的严重程度有关。轻度 DAI 表现为以头痛为最常见症状的脑震荡。而重型 DAI 可能包括意识丧失、昏迷和长期植物状态生存或认知障碍。在急性期，意识水平的降低或昏迷通常是由于脑干和 / 或间脑发生 DAI 引起的，包括轴突肿胀和 Wallerian 变性在内的病理变化而导致[6]。无论是否疑诊 DAI，患者都必须按照重型 TBI 的方案进行治疗，包括复苏和神经监测。本例患者在置入颅内压（ICP）

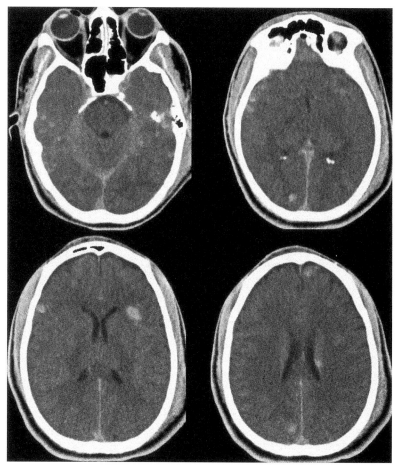

图 8.1 CT 显示典型的 DAI 病变。CT 上可见高密度出血灶。DAI 的 CT 表现往往不能准确评估病情的严重程度，有些严重 DAI 病变在 CT 上可能仅表现为小的点状病灶和非出血性病灶。受损区域包括灰白质交界区以及胼胝体

监测装置后随即手术治疗股动脉损伤。

诊断精要
· 创伤的诊治应遵从 ATLS 程序。
· CT 应作为创伤患者首选的影像学检查方式。
· TBI 是一种多样性疾病，包括多种损伤类型如脑挫伤，血肿形成和 DAI。

如果 CT 检查结果不能完全解释患者的临床表现，应根据当时的受伤机制考虑是否有 DAI 的可能，并应按照重型 TBI 给予治疗。

问题
1. DAI 的治疗方法是什么？
2. 诊断 DAI 有哪些影像学方法？

临床决策

一旦怀疑 DAI，对 DAI 病灶进行分类和定位可能有助于判断患者的预后。DAI 的标准治疗涉及多模态监测，包括 ICP、脑血流量（CBF）和脑氧合监测、EEG、神经影像学和体液生物标志物。神经影像学检查是诊断 DAI 的最佳工具。

电子计算机断层扫描（CT）

创伤后头颅 CT 平扫是首选的影像学检查手段。尽管 CT 对于及时发现威胁生命的和需要外科手术干预的病灶至关重要，但其对 DAI 的诊断缺乏足够的敏感性。在一项针对轻型 TBI 的研究中发现，多达 30% 的 CT 影像无明显异常的患者，在创伤后 2 周内 MRI 检查可见不同性状的病灶，这些病灶与不良预后密切相关[7]。当 CT 检查发现胼胝体、脑干等 DAI 常累及的部位出现沿白质纤维束分布的小点状出血灶 / 高密度影时，说明有较为严重的 DAI。

磁共振成像（MRI）

MRI 是诊断 DAI 的首选方法，能发现脑干、胼胝体和大脑半球白质中的微出血灶。在可用的众多序列中，磁敏感加权成像（SWI）和 T2 加权梯度回波（T2*GRE）可用来检测微出血灶，其中 SWI 对深部病灶（如脑干）的检测更敏感。由于存在顺磁性血红蛋白降解产物，病灶表现为低信号，但由于磁场畸变的"晕染"效应，病变看起来比实际大小更大。病灶随时间推移逐渐减小，与 T2*GRE 相比，SWI 显示的病变与预后的相关性更大。

DAI 还可以表现为非出血性病灶，例如与轴突损伤相关的局部水肿。液体衰减反转恢复（FLAIR）序列和弥散加权成像（DWI）可用于检测此类病灶。尽管 FLAIR 序列有助于识别脑室周围白质、胼胝体和脑干中的病灶，但 DWI 对检测非出血性损伤更为敏感。DWI 显示的病灶严重程度可能与初始 GCS 评分和昏迷持续时间相关。然而，这两个序列检查都具有时间依赖性，损伤后 3 个月病灶在上述序列成像上开始消失。

其他神经影像技术对 DAI 的诊断价值正在研究中，包括弥散张量成像（DTI）、磁共振波谱（MRS）、单光子发射计算机断层扫描（SPECT）和正电子发射断层扫描（PET）。MRS 提供有关神经化学改变的信息[8]，其与预后的相关性目前尚不清楚；然而，这种成像方式可能在预测患者预后方面具有广阔的应用前景。Vagnozzi 等报道了在轻度 TBI 后使用 MRS 监测 N– 乙酰天门冬氨酸（NAA）的水平及其在评估脑部易伤性中的应用[9]。SPECT 和 PET 可能在评估 DAI 对生理过程的影响方面具有一定价值。

目前，DTI 已被证明是检测 DAI 的最有效方法。DTI 可以对白质纤维束进行三维重建，并对损伤进行定量分析。但是，数据采集的不一致，后期处理以及成本仍然限制了这些方法的临床应用。技术的改进、序列的标准化数据采集和成本的降低可能使这些先进成像方式在 TBI 患者治疗中的使用更加普遍。

图 8.2 显示了本例患者 T1、T2、T2 FLAIR 和 SWI 等不同序列的 MRI 影像。

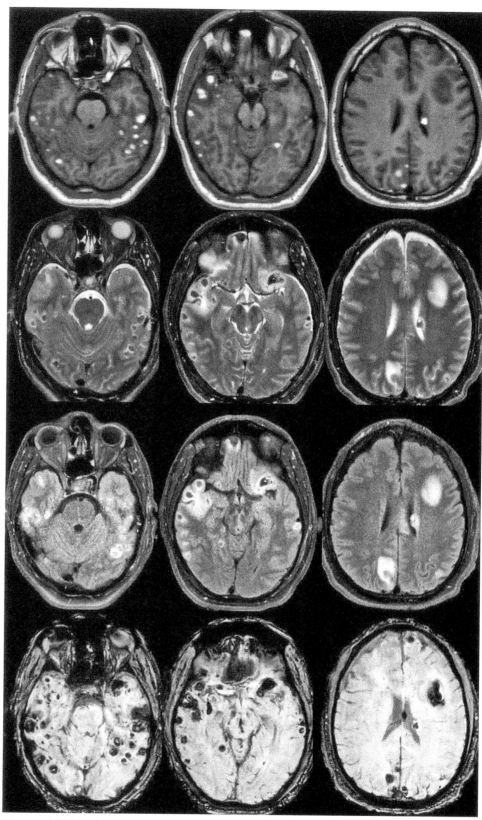

图 8.2 本例患者的 MRI 图像。T1 加权（第 1 行），T2 加权（第 2 行），FLAIR（第 3 行）和 SWI（最后 1 行）图像。MRI 图像揭示了 DAI 累及的真正范围，而 CT 扫描并不能完全呈现（图 8.1）。MRI 序列，特别是 SWI，在识别 DAI 病变方面非常敏感。但是，某些病变本质上是非出血性的，可以通过 FLAIR 成像更好地识别。与 FLAIR 成像相比，SWI 上显示的病变需要更长的时间才能消失

> **问题**
> 1. DAI 常见的受累部位是什么？
> 2. DAI 的分级标准是什么？这些分级与预后是否相关？
> 3. 体液生物标志物在 DAI 中的用途是什么？

体液生物标志物

目前对 DAI 患者血液和脑脊液中化合物的研究十分广泛。这些化合物包括神经丝蛋白、Tau 蛋白、血影蛋白分解产物、淀粉样前体蛋白等。Raheja 等研究证明，神经胶质原纤维酸性蛋白可预测不良预后和远期死亡率[10]。然而，由于它们的敏感性和特异性有限，尚未运用于临床实践。其他的不利因素包括半衰期不稳定以及检测可用性有限，这些都限制了它们在临床中的运用。

分级和预后

1989 年，Adams 等通过对 122 例病例的研究，对 DAI 的结构特征进行了定义和分级。发现其中 28% 为 DAI，并基于显微镜下特征将 DAI 分为 3 个等级[11]。

1 级：在大脑半球白质、胼胝体、脑干中存在轴突损伤的组织学证据，而小脑少见。

2 级：除 1 级病变外，在胼胝体中同时也存在局灶性病变。

3 级：除 2 级中的病变外，在脑干头端的背外侧区或其他区域内还存在局灶性病变。

由于组织学标本不易获得，因此通常运用 MRI 来诊断 DAI。DAI 的现代分级系统同样将其分为 3 个等级。

1 级：外伤性病灶仅存在于灰白质交界区或脑叶白质或小脑。常见受累部位包括额叶的矢状旁区和脑室周围的颞叶。

2 级：出现胼胝体部位的病灶 +/-1 级。

3 级：常见的脑干受累部位出现病灶（脑干上部的背外侧区，小脑上脚）+/-1 级和 2 级。

Gennarelli 等用 45 只猴进行了一项对照实验，在 3 个方向中的一个方向对它们的头部进行非碰撞性加速，发现昏迷的持续时间和神经功能缺损的程度与 DAI 病灶数量成正比。

最近两项研究发现，DAI 神经病理分级与预后没有线性关系[1, 12]。其中一项研究证实，脑干病灶与 DAI 不良预后相关，但其他部位（如胼胝体）的 DAI 病灶不是预后不良的因素。另一项研究表明，脑干病变或黑质病变是预测患者预后的独立因素，但 1 级和 2 级 DAI 病灶并不会引起临床严重程度的线性增加 [13]。

另有研究表明，创伤早期观察到的病灶数量越多，其神经损伤程度越重。Chastain 等研究发现，MRI 上显示的病灶数量和体积与患者出院时功能障碍相关。例如 T2WI 和 FLAIR 成像能够根据病灶总体积的中位数、每个病灶体积的中位数和病灶数目的中位数来预测患者预后的好坏 [14]。Moen 和 Schaefer 等的相关研究也得出相同的结论 [15, 16]。

一项纳入了 19 名患者的前瞻性研究证实，MRI 显示的 DAI 病灶数量与患者 ICP 峰值相关 [17]。此外，预后良好的患者病灶较少，平均最大 ICP 较低。另一项对 124 例患者的研究表明，DAI 病灶数量超过 6 个与预后不良有关 [18]。最近的一项研究分析了基于 MRI 诊断的脑外伤后 DAI 对功能恢复、生活质量和 3 年死亡率的影响，在随访 6 年以上的一组患者中，56% 存在 DAI，但 DAI 与 TBI 远期预后之间没有相关性 [19]。

外科手术

DAI 可选择的治疗手段有限。目前，DAI 的治疗与重型 TBI 的治疗方案相同，并按照脑外伤基金会（BTF）指南要求应包含 ICP 的管理和脑灌注压的维持。然而，单独的 DAI 并不一定与 ICP 升高相关，在这一方面目前文献中的观点并不一致。一些研究表明，最大 ICP 与白质病灶的数量相关，而另一些研究表明，严重 DAI 患者并不伴有 ICP 升高。除了 BTF 指南中提到减少继发性损伤外，对于 DAI 的组织病理学病灶尚无急诊处理方法。

许多设计合理的针对重型 TBI 治疗的临床试验未能显示出其临床效果。多项临床试验尝试使用黄体酮，但被证实并未改善 DAI 患者的临床预后 [20, 21]。研究证实，低温疗法联合标准治疗可降低患者 ICP，但并不能改善患者的远期预后 [22]。如何减轻 TBI 带来的巨大社会负担仍需进一步研究。反复的临床检查和神经心理学测试可以提供有关损伤程度和预后的有价值的信息，早期康复也是必不可少的。

治疗精要

· MRI 是诊断 DAI 的首选影像学检查方式。

· DAI 常累及部位包括大脑半球白质、胼胝体和脑干。

· 近期的研究表明，Adam 等提出的 DAI 分级系统并不能完全预测患者预后。

· 脑干出现病灶提示预后不良。

· DAI 是由轴突拉伸导致神经元轴突运输受损，继而引发一系列事件包括神经炎症、细胞因子活化与氧化应激。

· 除了 ICP 监测和优化脑灌注压力参数外，目前尚无针对原发性损伤的急诊治疗方法。

核心要点

· 如果神经系统损害程度与 CT 影像学表现不相符，则应怀疑 DAI 的可能。

· 尽管没有针对 DAI 损伤的特异性治疗方法，但应对颅脑损伤患者进行支持治疗，并应注意控制颅内压。

· 虽然没有针对 DAI 损伤的手术治疗，但患者可能合并其他需要手术治疗的病变，例如硬膜下血肿或硬膜外血肿。

问题

1. DAI 的潜在机制是什么？

2. 与其他形式的 TBI 相比，DAI 的发生率是多少？

3. DAI 的病理基础是什么？

4. 不同形式的 DAI 与预后有何关系？

流行病学 / 病因 / 病理生理学

最近一项运用 MRI 诊断 DAI 的前瞻性研究表明，72% 的 TBI 患者发生 DAI（中型 TBI 患者为 56%，重型 TBI 患者为 90%），22% 的患者为"单纯 DAI"[11]。另有研究指出，单纯 DAI 的发生率低至 6%[23]。这些研究还表明，颅脑损伤的严重程度与 DAI 以及其他伴随病变的发生率成正比，几乎在所有致命性或病情危重的 TBI 病例中都发现 DAI。尽管动物模型已经可以模拟开放性和闭合性颅脑损伤，但仍然难以复制人类在 DAI 发生中受到的外力作用[24, 25]。

TBI 可表现为局灶性损伤，例如物体撞击头部导致颅骨骨折和局部血肿，也可以是弥漫性损伤如 DAI。DAI 是白质组织在快速旋转（成角）和 / 或线性（平移）加速 – 减速力的作用下发生拉伸和变形的结果，见于高能量和高速撞击的情况下，通常发生于道路交通事故中。这种损伤会在大脑和颅骨之间产生颅内压力梯度，从而对脑组织产生剪切、拉伸和压缩应力。在这种情况下，灰白质交界区受到的影响最大，因为在密度不同的组织之间的平面上损伤会更加明显；同时，因为脑干头端是旋转的质量中心，因此损伤也更明显。这些作用力不一定会造成颅骨骨折或其他颅内损伤，但许多情况下 TBI 可能是多种力共同作用导致同时存在不同类型的损伤。

虽然触发 DAI 的始动因素已经明确，但对潜在的病理生理学机制的理解仍然不全面。最初的冲击会在大脑中产生各种形式的应力，导致脑组织变形。利用动物模型已经证明并非所有轴突都承受相同程度的损伤，发生脑损伤时某些特定类型的轴突更容易受到损害，特别是无髓鞘的白质。应力的速率和大小决定了轴突损伤的严重程度。

脑组织无法承受和适应快速应力导致的拉伸，最终导致轴突的变形和断裂。但是，原发性轴突离断并不是 DAI 的主要机制，继发性、延迟性轴突离断更为常见。虽然 DAI 发生的详细细胞和分子通路不在本章讨论的范围之内，但细胞骨架尤其是微管的改变，似乎是最早发生的改变，这引起轴突运输中断和 β–淀粉样蛋白前体蛋白（β–APP）积聚，继而导致轴突肿胀。除此之外，一些继发的病理生理过程会加重损害，包括钙稳态的改变，半胱天冬酶和钙蛋白酶的激活以及最终的细胞坏死和凋亡。研究还表明，神经炎症、细胞因子活化、氧化应激和活性氧都可导致 DAI 患者轴突损伤和神经元坏死。

多种免疫组化染色均可用于 DAI 评估，包括苏木精–伊红（HE）染色、银染色、β–APP 等，其中 β–APP 被认为是金指标，因其能在颅脑损伤的极早期显示轴突损伤的情况。这在某些受伤后生存时间很短的病例中，当 HE 染色和银染色无法检测到损伤时，对于明确病因是非常有用的[24-27]。

术后处理 / 转归

影响 DAI 患者的远期因素包括认知功能障碍和因行为问题而导致的生活质量下降，以及记忆力和执行功能受损。DAI 患者的死亡率通常在 20%~30% 之间[11, 28]。DAI 存活患者的预后差异较大，较好的研究结果显示，88% 的患者能生活自理，12% 的患者生活仍然不能自理。然而，大多数研究结果显示 DAI 患者预后并不尽如人意，致残率为 40%~80%，生活不能自理的比率为 20%~42%。

入院时的瞳孔变化、低血压、低氧和高血糖是死亡的相关因素。住院期间，停用镇静剂后 GCS 评分和发生脑出血与死亡率和生活自理能力恢复有关。此外，感染、持续镇静时间和 ICU 住院时长也都与自理能力恢复相关[28]。本例患者伤后立即行气管切开和鼻饲进食，但是，经过 3 个月的康复，患者可在无辅助的情况下行走，基本日常生活可自理，截至目前其功能并未完全恢复。

预后精要

· 头部受伤的患者常有 DAI 病灶，尽管它可能与其他病理状况并存。

· DAI 的预后因人而异，一般而言，损伤越严重，预后越差。

参考文献

[1] Adams JH, Doyle D, Ford I, Gennarelli TA, Graham DI, McLellan DR. Diffuse axonal injury in head injury: Definition, diagnosis and grading. Histopathology. Jul 1989;15(1):49–59.

[2] .2.Strich SJ. Diffuse degeneration of the cerebral white matter in severe dementia following head injury. J Neurol Neurosurg Psychiatry. Aug 1956;19(3):163–185.

[3] 3.Gennarelli TA, Thibault LE, Adams JH, Graham DI, Thompson CJ, Marcincin RP. Diffuse axonal injury and traumatic coma in the primate. Ann Neurol. Dec 1982;12(6):564–574.

[4] 4.Smith DH, Nonaka M, Miller R, et al. Immediate coma following inertial brain injury dependent on axonal damage in the brainstem. J Neurosurg. Aug 2000;93(2):315–322.

[5] 5.Magnoni S, Esparza TJ, Conte V, et al. Tau elevations in the brain extracellular space correlate with reduced amyloid-beta levels and predict adverse clinical outcomes after severe traumatic brain injury. Brain. Apr 2012;135(Pt 4):1268–1280.

[6] 6.McKee AC, Daneshvar DH. The neuropathology of traumatic brain injury. Handb Clin Neurol.2015;127:45–66.

[7]　7.Yuh EL, Mukherjee P, Lingsma HF, et al. Magnetic resonance imaging improves 3-month outcome prediction in mild traumatic brain injury. Ann Neurol. Feb 2013;73(2):224–235.

[8]　.8.Tsitsopoulos PP, Abu Hamdeh S, Marklund N. Current opportunities for clinical monitoring of axonal pathology in traumatic brain injury. Front Neurol. 2017;8:599.

[9]　.9.Vagnozzi R, Signoretti S, Cristofori L, et al. Assessment of metabolic brain damage and recovery following mild traumatic brain injury: A multicentre, proton magnetic resonance spectroscopic study in concussed patients. Brain. Nov 2010;133(11):3232–3242.

[10]　Raheja A, Sinha S, Samson N, et al. Serum biomarkers as predictors of long-term outcome in severe traumatic brain injury: Analysis from a randomized placebo-controlled Phase II clinical trial. J Neurosurg. Sep 2016;125(3):631–641.

[11]　Skandsen T, Kvistad KA, Solheim O, Strand IH, Folvik M, Vik A. Prevalence and impact of diffuse axonal injury in patients with moderate and severe head injury: A cohort study of early magnetic resonance imaging findings and 1-year outcome. J Neurosurg. Sep 2010;113(3):556–563.

[12]　Adams JH, Graham DI, Murray LS, Scott G. Diffuse axonal injury due to nonmissile head injury in humans: An analysis of 45 cases. Ann Neurol. Dec 1982;12(6):557–563.

[13]　Abu Hamdeh S, Marklund N, Lannsjo M, et al. Extended anatomical grading in diffuse axonal injury using MRI: Hemorrhagic lesions in the substantia nigra and mesencephalic tegmentum indicate poor long-term outcome. J Neurotrauma. Jan 15 2017;34(2):341–352.

[14]　Chastain CA, Oyoyo UE, Zipperman M, et al. Predicting outcomes of traumatic brain injury by imaging modality and injury distribution. J Neurotrauma. Aug 2009;26(8):1183–1196.

[15]　Moen KG, Skandsen T, Folvik M, et al. A longitudinal MRI study of traumatic axonal injury in patients with moderate and severe traumatic brain injury. J Neurol Neurosurg Psychiatry. Dec 2012;83(12):1193–1200.

[16]　Schaefer PW, Huisman TA, Sorensen AG, Gonzalez RG, Schwamm LH. Diffusion-weighted MR imaging in closed head injury: High correlation with initial Glasgow Coma Scale score and score on modified Rankin scale at discharge. Radiology. Oct 2004;233(1):58–66.

[17]　Yanagawa Y, Sakamoto T, Takasu A, Okada Y. Relationship between maximum intracranial pressure and traumatic lesions detected by T2*-weighted imaging in diffuse axonal injury. J Trauma. Jan 2009;66(1):162–165.

[18]　Chelly H, Chaari A, Daoud E, et al. Diffuse axonal injury in patients with head injuries: An epidemiologic and prognosis study of 124 cases. J Trauma. Oct 2011;71(4):838–846.

[19]　Humble SS, Wilson LD, Wang L, et al. Prognosis of diffuse axonal injury with traumatic brain injury. J Trauma Acute Care Surg. Feb 17 2018;85(1):155–159.

[20]　Skolnick BE, Maas AI, Narayan RK, et al. A clinical trial of progesterone for severe traumatic brain injury. N Engl J Med. Dec 25 2014;371(26):2467–2476.

[21]　Wright DW, Yeatts SD, Silbergleit R, et al. Very early administration of progesterone for acute traumatic brain injury. N Engl J Med. Dec 25 2014;371(26):2457–2466.

[22]　Andrews PJ, Sinclair HL, Rodriguez A, et al. Hypothermia for intracranial hypertension after traumatic brain injury. N Engl J Med. Dec 17 2015;373(25):2403–2412.

[23]　Scheid R, Walther K, Guthke T, Preul C, von Cramon DY. Cognitive sequelae of diffuse axonal injury. Arch Neurol. Mar 2006;63(3):418–424.

[24]　Sharp DJ, Scott G, Leech R. Network dysfunction after traumatic brain injury. Nat Rev Neurol. Mar 2014;10(3):156–166.

[25]　Blennow K, Brody DL, Kochanek PM, et al. Traumatic brain injuries. Nat Rev Dis Primers. Nov 17 2016;2:16084.

[26]　Frati A, Cerretani D, Fiaschi AI, et al. Diffuse axonal injury and oxidative stress: A comprehensive review. Int J Mol Sci. Dec 2 2017;18(12).

[27]　Siedler DG, Chuah MI, Kirkcaldie MT, Vickers JC, King AE. Diffuse axonal injury in brain trauma: Insights from alterations in neurofilaments. Front Cell Neurosci. 2014;8:429.

[28]　Vieira RC, Paiva WS, de Oliveira DV, Teixeira MJ, de Andrade AF, de Sousa RM. Diffuse axonal injury: Epidemiology, outcome and associated risk factors. Front Neurol. 2016;7:178.

第九章 脑震荡

Amy A. Mathews, Kathleen R. Bell
付 锐 梁 晨 郭世文 / 译

病例介绍

患者，41 岁，男性，牙医。于足球比赛中争抢头球时与他人发生碰撞，当即倒地，意识丧失约 1min 后清醒，自行坐起。队医就地对其进行简单评估，自诉无明显不适，排除颈椎损伤后送至最近的急诊科。

问题

1. 可能的诊断是什么？
2. 如何决定是否让该球员退出比赛？
3. 在场边应进行哪些评估？什么时候进行这些评估？
4. 应做何种影像学检查？

评估和计划

场上评估：对疑似有运动相关性脑震荡（SRC）的运动员进行场上评估具有挑战性。在比赛暂停后，运动员希望恢复比赛，而球场上混乱的环境需要一名专注而熟练的评估者进行评估。场上评估的目的是迅速确定运动员是否应该退出比赛，以便进行更完善的场边评估。当有明显的头部伤痕或其他剧烈的肢体接触后出现行为异常时，该运动员要退出比赛。有以下行为异常提示运动员需要退出比赛，包括躺在比赛场地上一动不动、步态变化或动作费力、定向障碍、双眼失神，或者因创伤导致面部损伤。由于常规定向力评估提问不适用于检测 SRC，因此 Maddock 问卷（Maddock's Questions）（表 9.1）被用于场上定向能力的评估。也采用格拉斯哥昏迷量表（GCS）评分评估。场上评估还应包括筛查任何可能导致医疗措施升级的情况，如颈髓损伤的相关体征、局灶性神经功能障碍、意识障碍加重或有癫痫发作。应该注意并不是意识丧失才能被判定为 SRC，许多运动员

表 9.1 Maddock 问卷（用于运动相关脑震荡）

我将问你几个问题，请仔细听并努力回答：
我们今天是在哪个球场？
现在是上半场还是下半场？
这场比赛中最近一个进球的是谁？
上周 / 上一场你们和哪个队比赛？
上一场比赛你们队赢了吗？

可能在场上评估时仅有轻微或轻度的症状。对于让疑似SRC的运动员退出比赛应该保持一个较低的门槛——"只要怀疑,就让他们退出比赛"。

场边评估:一旦退出比赛,应对疑似SRC运动员进行全面的场边评估。由于SRC的症状和体征在急性期变化很快,故有必要做连续多次的评估。没有一项确切的检查、检验、生物标志物或影像学检查可以特异性地诊断或排除脑震荡;取而代之的是,应该以全面而有条理的方式对运动员进行评估。场边评估应包括对症状的询问和对精神状态、认知、平衡和神经系统的评估。

脑震荡的标准化评估(SAC)和运动性脑震荡评估工具–第5版(SCAT-5)是两个用于脑震荡场边评估的工具。SAC包括对定向力、记忆力和专注力的评分标准。SAC的非评分部分包括一个分级的症状检查列表、创伤后和/或逆行性遗忘的记录,以及简要的神经系统检查。与伤前的基数进行对比,SAC评分被证实具有良好的敏感性和特异性。脑震荡运动员的得分低于非脑震荡运动员,但在脑震荡的诊断上SAC并没有给出总分标准。另一个辅助评估工具SCAT-5于2017年进行了修订,并得到了关于运动相关性脑震荡的共识性声明的认可,该评估工具可免费获得,并被广泛用于SRC评估中。SCAT-5适用于13岁及以上儿童,儿科版本(儿童SCAT-5)适用于12岁及以下儿童。SCAT-5的场边评估大约需要10min,包括症状检查列表、认知筛查、神经系统筛查和修正的平衡误差评分系统(mBESS)平衡测试。认知筛查包括定向、即时和延迟记忆以及注意力评估。神经系统筛查包括对语言、视力、颅神经、协调性、力量和步态的评估。mBESS在闭眼的情况下,通过3种不同的姿势在20s内进行平衡测试。在SAC或SCAT-5中都没有阐明诊断脑震荡的临界分数,这些都应该作为对SRC运动员进行全面评估的工具。

医疗措施升级:对于有任何"危险信号"症状或长时间意识丧失的疑似SRC患者的评估应送至急诊室进行。尽管意识丧失持续多长时间提示需送至急诊室进一步诊治的标准尚未进行过系统性评估,但是多数临床医生将意识丧失1min作为评判患者需要更高级医疗措施的阈值。颈椎损伤的"危险信号"、更严重的颅内创伤或颅骨骨折需要在急诊条件下进一步评估。疑似颈髓损伤的判断应当基于损伤机制(直接暴力、剪切力)以及颈部中线位置的疼痛、查体时局部压痛、运动或感觉异常等症状及体征来做出。在出现颅神经功能缺损、癫痫发作、意识障碍加重、躁狂、持续或进行性加重的头痛或呕吐,以及其他局灶性神经功能缺损时,应怀疑有更严重的颅内损伤。颅骨骨折的迹象包括鼓室出血,耳漏,鼻漏或明显的颅盖骨变形。高风险因素(如高速撞击、从高处坠落或头颈部扭转)提示需要进行更高级别的评估。

门诊处置:在门诊评估急性SRC时,必须获得完整的病史信息。应明确损伤的机制、有/无目击者、意识丧失的持续时间和症状出现的时间。病史提供者需提供既往脑震荡病史,包括症状和恢复时间。还应注意相关并发症,如学习障碍和其他认知、情感或行为异常的情况。任何受伤之前所做的基本检查,包括神经心理学筛查等也应该进行回顾。应完成标准化症状清单，如儿童急性脑震荡评估（ACE）或 Rivermead 脑震荡后症状调查表（RPCSQ）、症状检查列表或成人神经行为症状检查清单（NSI）以监测评估症状的演变。

在门诊对脑震荡运动员的体格检查应包括对神经系统、颈部、前庭功能、眼球运动、视力、认知和心理状态的评估。神经系统检查应包括颅神经、肌力、感觉、反射和共济运动。眼底镜检查评估视盘水肿以提示有颅内压升高。颈肩部检查用于评估是否有合并损伤，如出现与神经根分布区一致的运动或感觉丧失或压颈试验（Spurling 试验）阳性应怀疑有颈神经根损伤。前庭试验可包括用于诊断良性阵发性位置性眩晕（BPPV）的 Dix–Hallpike 动作和对眼球震颤的评估。平衡误差评分系统（BESS）通过评估患者在硬表面和泡沫表面上 3 种不同姿势来评估姿势稳定性。眼部测试应该评估校正、运动范围、平滑追踪、扫视、集合反射（辐辏和调节）、前庭 – 眼反射和视觉运动敏感性。King–Devick（K–D）测试是一种基于计算机的计时测试，施测时让患者在 3 张测试卡上阅读数字。K–D 测试评估视觉运动、追踪、注意力和语言能力。与损伤前水平和非脑震荡对照组相比，损伤后的评分明显升高。各种计算机神经心理学评估，如即时脑震荡后认知测试（ImPACT）和自动神经心理学评估指标（ANAM）可通过与基础水平比较跟踪脑震荡后的认知恢复情况。

实验室检查：对脑震荡运动员的初步实验室评估应包括血清钠水平检测。低钠血症或高钠血症可以急性和亚急性起病，部分患者可能需要监测和纠正。对血液、唾液和脑脊液中可能有助于诊断脑震荡和判断哪些患者恢复时间较长的新型生物标志物的研究发展迅速，但目前临床应用有限。美国食品和药品监督管理局（FDA）批准了一项单一检测（脑外伤指标），它利用 UCH–L1 和 GFAE 提示脑震荡后早期颅内病变的存在，可能有助于决定是否对患者进行 CT 检查。但这项检测不能用于诊断脑震荡。

影像学检查：5%~15% 的轻型颅脑损伤（mTBI）患者病情较复杂，这意味着影像学上存在客观变化，如脑挫伤、脑实质内出血或硬膜外血肿、硬膜下血肿或蛛网膜下腔出血。加拿大颅脑 CT 检查标准（The Canadian Head CT Rules）有助于决定脑震荡后是否行颅脑影像学检查。该标准规定，如果符合下列任何一项，医生应对疑似脑震荡患者进行影像学检查：易造成脑震荡的危险致伤机制（如机动车与行人相撞事故、伴有乘员被甩出车外的机动车碰撞事故、从 2m 以上或 5 级以上楼梯坠落）、年龄 65 岁或以上、受伤后 2h GCS 评分低于 15 分、撞击后出现持续 30min 以上的逆行性遗忘、怀疑开放性或凹陷性颅骨骨折包括颅底骨折（鼓室出血、"熊猫眼"征、Battle 征）、疑似脑脊液漏，以及两次及以上的呕吐。急诊情况下通常不需要做 MRI 和功能成像。轴突损伤很可能是脑震荡的病因，但目前的临床影像学检查并不能可靠地证实这一点。经颅多普勒可以对发生神经系统功能恶化的患者进行风险分级，其有希望成为一种辅助成像工具，但目前使用还不是很普遍。

问题

1. 体格、实验室检查和影像学检查结果会如何影响初始治疗？
2. 决定是否让该患者重返工作岗位取决于哪些因素？
3. 决定该患者能否继续参与体育活动需要考虑哪些因素？

诊断精要

- 脑震荡是一种临床诊断：没有特征性的体征、血清生物标志物或影像学表现可以诊断脑震荡。
  - 脑震荡应进行全面评估，有诸如 SAC 和 SCAT-5 之类的评估手段可作为指导，但尚无确切的诊断脑震荡的量化分值。
  - 使用标准化的眼部检查、平衡和计算机化认知筛查作为评估的辅助手段。
- 脑震荡的诊断需要进行连续多次的体格检查，因为症状往往会随着时间的推移而演变。
- SRC 后的定向力改变应通过 Maddock 问卷进行评估。

核心要点

- 以下情况应升级医疗措施：颈椎损伤、严重的颅内创伤、颅骨骨折或存在易引起脑震荡的高危受伤机制。
- 当患者符合加拿大颅脑 CT 检查标准时，应进行颅脑影像学检查。这些标准包括：
  - 危险病因（如机动车撞人事故、伴有乘员被甩出车外的机动车碰撞事故、从 2m 以上或 5 级以上楼梯坠落）。
  - 年龄大于 65 岁。
  - 受伤后 2h GCS 评分低于 15 分。
  - 撞击后出现 30min 以上逆行性遗忘。
  - 疑似开放性或凹陷性颅骨骨折或脑脊液漏。
  - 患者出现两次或两次以上呕吐。

临床决策

在 mTBI 后，不论入院治疗还是居家休养都建议至少观察 24h。有以下情况的患者应考虑入院观察：GCS 评分 < 15 分、CT 异常、神经功能缺损、癫痫发作

或持续呕吐。对于无人照料的 GCS 评分为 15 分的患者，也应该考虑入院观察。或者，对于 GCS 评分为 15 分且没有选择门诊观察的患者，也可以进行颅脑 CT 检查。颅脑 CT 正常可有效地预测患者没有神经功能损害。

保守治疗和心理安慰是急性脑震荡的主要治疗方法。脑震荡后的大多数症状在保守治疗后 7~10 天内消失（尽管大脑生理异常可能会持续一段时间）。重要的是要与患者沟通，消除其恐惧心理，使其认识到脑震荡的症状可在短时间内恢复。研究发现，认为受伤后可能产生长期影响的脑震荡患者在伤后 3 个月评估时与认为有可能（短期）康复的患者相比，更有可能出现持续性症状。

虽然"适当休息"并没有明确定义，但在休息和恢复活动之间取得明智的平衡对患者的康复是有利的。在受伤后的最初几天内，应该鼓励患者合理限制体力及脑力活动。通常，不引起或加剧症状的活动是允许的。在急性期，任何可能引起精神紧张的应激因素如电子游戏或大型社交聚会等都应该被限制。同时，应根据患者病情的严重程度、症状和职业等制订个体化的休息方案。对适当休息的程度和持续时间应该进行经常性的再评估。在儿童和青少年人群中，长时间的休息或完全的休息以及严格的学校限制可能与脑震荡后症状持续存在相关。在急性期还应提供有关睡眠卫生、补充充足的水分和营养的健康教育等内容。

药物干预应以控制症状为目的。对乙酰氨基酚或非甾体类抗炎药等非处方药可用于紧张性头痛的治疗。明显的偏头痛可短期使用曲坦类药物治疗。应避免使用可能对认知产生不利影响的物质，如阿片类药物、肌肉松弛剂、酒精、大麻和非法药物等。

重返学校或工作应根据患者的症状和功能损害的程度制订个体化的方案。对于儿童，可为其安排一个正式的 504 教育计划（译者注：美国政府为保障残障学生的教育需求制订的教育计划）。回归正常学习应该以一种阶段性的方式进行。首先，应该鼓励孩子们参加典型的家庭日常活动。如果无症状，他们可以参与轻度脑力活动，如课外阅读或做课外作业。之后，他们可以逐步返校，从每天在校 1~3h 开始，逐渐延长在校时间直至全天。当学生回到教室时，其学习计划需要一些调整，包括延长休息时间，布置更少的作业，提供补习，以及推迟到校时间等。同样，成年人也需要调整工作安排，包括逐渐延长工作时间，增加休息频率，限制电脑使用时长以及对工作任务给予额外的时间宽限。

一旦已经完成学习或工作恢复计划，并且个人可以承受全天的学习或工作，就应该开始运动恢复计划。个体化的"重返赛场"计划分为 6 个阶段，每个阶段至少需要 24h；因此，至少需要一周的时间来完成整个计划。任何"重返赛场"计划的初始阶段都是从能承受日常活动且不使症状加重开始的。在重返赛场之前，个人应该通过轻度有氧运动、专项运动、非接触性训练和全面接触练习来逐步推进这一过程。在这个过程中，如果任何脑震荡相关症状复发，患者应继续保持上一个没有出现症状的阶段，并在症状消失后 24h 再重新尝试进入下一阶段。

问题

1. 哪些人群需要对迟发性颅内病变进行进一步监测？
2. 脑震荡后最常见的需要手术干预的颅内病变类型是什么？

外科手术

除了迟发性硬膜下血肿（SDH）或其他颅内出血外，脑震荡很少需要手术治疗。在有钝性颅脑损伤病史的患者中约 8% 需要神经外科干预。在需要干预的患者中，单纯的硬膜外血肿或单纯的硬膜下血肿是最常见的。在 SDH 患者中，老年患者比年轻患者更需要手术。

治疗精要

· 适当休息：应注意活动和休息之间的平衡。休息时间和程度暂无明确标准。
· 重返工作岗位：应根据职业安全和工作重要性进行个体化安排。
· 重返赛场：应该遵循循序渐进的方案，至少 7 天不进行接触性运动。
· 在脑震荡的治疗中，应综合考虑医学、心理和社会因素。

核心要点

· 如果患者出现神经功能恶化，则需要重新评估，可能需要通过影像学复查来评估颅内病变进展，借以判断是否需要手术干预。
· 持续性症状应由多学科团队进行治疗。

术后处理

脑震荡的自然病程取决于发病前因素和损伤相关因素。对于大多数人来说，症状在最初的 24~72h 内最为严重，可能包括各种躯体、情感和认知症状。这些急性症状通常在受伤后 1 周内消失。大多数患者在 4 周内改善并恢复正常活动，85%~90% 的患者在 3 个月内完全康复。

并发症及处理

mTBI 后的神经系统功能恶化提示颅内病变出现进展如血肿等，应按照本书其他部分所述进行评估和处理。SDH 可出现在急性期、亚急性期或慢性期，如患者出现迟发性神经功能恶化则应考虑此种可能，尤其是老年患者。

二次冲击综合征（SIS）是一种破坏性并可能致命的并发症，常发生于患者前一次脑震荡的症状尚未消失又经历第二次脑震荡时。脑血流自动调节功能紊乱可能引起快速弥漫性脑肿胀，从而导致颅内压升高和脑疝，最终昏迷或死亡。除了及时解决颅内压升高外，没有针对这种情况的特异性治疗措施。在初次 TBI 的恢复过程中防止出现第二次颅脑损伤对减轻 SIS 的风险是十分必要的。

慢性脑震荡后综合征（PCS）是指伤后持续 3 个月以上的一系列症状。据报道，mTBI 1 年后出现慢性 PCS 的发病率为 5%~15%。出现症状延长的危险因素包括女性、较低的初始 GCS 评分、复杂的 mTBI、初始症状较严重、颅脑损伤史、发病前神经疾病或精神疾病史、（关于赔偿金的）未决诉讼，以及高龄。最常见的症状包括持续性头痛、疲劳、睡眠障碍、头晕、颈部疼痛和认知功能障碍。自我报告量表，如脑震荡后症状量表修订版（PCSS-R）和 Rivermead 脑震荡后症状调查表，可以用来跟踪随时间演变的症状。慢性 PCS 患者的诊断评估可能包括下丘脑 - 垂体轴的血清学筛查，尽管这还不能作为诊治标准中的检查项目。具有持续的、功能受限症状的患者可能需要做 MRI 检查以排除其他病理情况。目前还没有临床指南来支持或反对在 mTBI 的亚急性期或慢性期使用功能神经成像检查。对于有明显行为或认知功能障碍的患者，可能需要进行神经心理学评估。对于疑似患有心理疾病和疼痛综合征的患者，神经心理学评估也是非常有用的。对于伴有姿势不稳、听觉症状或眼球震颤的眩晕患者，应进行高级前庭试验。对有眼球运动障碍或视力改变迹象的患者应进行进一步的眼部评估。

慢性脑震荡后综合征的治疗旨在缓解症状和改善功能，通常涉及多学科诊疗。慢性脑震荡后综合征患者能够从健康教育及对发病前已经存在的问题进行持续治疗中获益。创伤后头痛（PTH）是脑震荡后的常见症状。为了指导治疗，医生应该确定头痛的类型，如偏头痛、紧张性头痛、颈源性头痛、与颞下颌关节相关的头痛、低颅压或枕神经痛。紧张性头痛可以采用保守治疗，如补足水分、充足睡眠、给予非甾体类抗炎药和适当休息。用于治疗流产的曲普坦类药物与三环类抗抑郁药或 β - 受体阻滞剂的联合运用可能对偏头痛有效。对于一些并发症如睡眠障碍、情绪障碍或眼部功能障碍的治疗可能有助于头痛的缓解。

脑震荡后的颈椎病可能导致局部或牵涉性疼痛、头痛和平衡障碍。在排除颈椎骨折、血管神经损伤后，机械性颈椎病的治疗包括手法治疗、活动、拉伸、康复手段的运用、针灸或注射等。

脑震荡后的头晕和平衡障碍包括良性阵发性位置性眩晕、迷路震荡、外淋巴瘘、前庭器官直接损伤、椎动脉夹层、癫痫性眩晕、前庭偏头痛和惊恐发作，不同的类型之间存在很大的差异。全面的前庭康复计划可包括适应和补偿治疗、耳鼻喉科评估和诊治，以及眼科评估和诊治。

脑震荡后综合征的生理、心理和认知疲劳是多因素的。应评估精神疾病、心血管疾病、睡眠相关疾病、内分泌相关疾病、传染性疾病和药物的影响并解决相应问题。非药物治疗包括日常锻炼和饮食策略。药物治疗仅适用于慢性病例，目前证据有限，治疗药物有莫达非尼、多奈哌齐或哌醋甲酯。

脑震荡后认知功能障碍最常涉及注意力、专注力、办事效率或记忆力的缺陷。神经心理学测试可以帮助识别特定的缺陷并给予针对性的认知治疗、调节或药物干预。

> **并发症精要**
> - 患者在初次脑震荡的症状仍然存在的情况下再次脑震荡可能会导致二次冲击综合征（SIS）。脑血流中断被认为是 SIS 的基础，可能导致需要手术干预的颅内压升高。
> - 持续的脑震荡症状可能需要进一步的影像学检查，如 MRI，以评估是否合并其他疾病。
> - 由熟练的检查者进行神经心理评估可能有助于制订治疗策略并恢复患者活动。
> - 脑震荡后最常见的症状是头痛。应当有针对性地治疗脑震荡后的头痛，以防止发展为慢性头痛。
> - 疲劳通常是由多种因素造成的。治疗包括改善睡眠、情绪、疼痛综合征和潜在的内分泌异常。

证据和转归

反复头部外伤的长期影响仍在探讨中。有证据表明重复性脑震荡可能引起对心理、认知和运动功能影响的累积效应，但这一结论尚未达成共识。有限的研究表明，反复创伤后抑郁、自杀、人格改变、痴呆症和帕金森症的发生率增加。反复创伤也可表现为症状迁延或加重。重复性 mTBI 对长期认知影响的机制尚不清楚，但已有研究表明，脑创伤可能导致神经炎症反应和 / 或激活类似于阿尔茨海默病的病理机制。反复的脑震荡打击在长期后遗症进展中扮演的角色目前也是不确定的。

目前，慢性创伤性脑病（CTE）尚无临床诊断标准。导致 CTE 所需的脑外伤的程度、类型和数量也是未知的。已有反复运动性脑震荡、单发脑外伤以及反复军事性 mTBI 后发生 CTE 的报道。目前创伤和 CTE 之间是否存在因果关系及其机制尚不清楚。

拓展阅读

[1] Borg J, Holm L, Cassidy JD, et al. Diagnostic procedures in mild traumatic brain injury: Results of the WHO Collaborating Task Force on Mild Traumatic Brain Injury. J Rehabil Med. 2004;61.

[2] Echemendia RJ, Meeuwisse W, McCrory P, et al. The Sport Concussion Assessment Tool 5th Edition (SCAT5): Background and rationale. Br J Sports Med. 2017;51:848–850.

[3] Feddermann-Demont N, Echemendia RJ, Schneider KJ, et al. What domains of clinical function should be assessed after sport-related concussion? A systematic review. Br J Sports Med. 2017; 51(11):903–918.

[4] Gibson S, Nigrovic LE, O'Brien M, Meehan WP 3rd. The effect of recommending cognitive rest on recovery from sport-related concussion. Brain Inj. 2013;27:839.

[5] Giza CC, Kuthcer JD, Ashwal S, et al. Summary of evidence-based guideline update: Evaluation and management of concussion in sports: Report of the Guideline Development

Subcommittee of the American Academy of Neurology. Neurology. 2013;80: 225.

[6]　0Halstead ME, et al. Returning to learning following a concussion. Pediatrics. 2013;132(5): 948–957.

[7]　Jagoda AS, Bazarian JJ, Bruns JJ, et al. Clinical policy: Neuroimaging and decision making in adult mild traumatic brain injury in the acute setting. Ann Emerg Med. 2008;52:714–748.

[8]　McCrory P, Meeuwisse W, Dvořák J, et al. Consensus statement on concussion in sport-the 5(th) international conference on concussion in sport held in Berlin, October 2016. Br J Sports Med. 2017;51(11):838–847.

[9]　Ponsford J, Willmott C, Rothwell A, et al. Impact of early intervention on outcome following mild head injury in adults. J Neurol Neurosurg Psychiatry 2002;73:330.

第十章　颅骨骨折

Philip A. Villanueva, Erin Graves
李瑞春　梁　晨　郭世文 / 译

病例介绍

患者，24 岁，男性，右颞部被不明物体击伤后收入创伤中心。检查发现头皮肿胀，无头皮裂伤。入院前无意识障碍。GCS 评分 14 分［眼球运动 4 分，语言 4 分（时间定向错乱），运动 6 分］。除右侧颞部头皮肿胀、触痛和定向障碍之外，没有其他异常表现。在等待头颈部 CT 检查时，患者逐渐昏睡及定向障碍加重（GCS 评分 11 分）。

问题

1. 可能的诊断是什么？

2. 应做哪些影像学检查？

3. 恰当的检查时机是什么时间？

评估和计划

疑诊该患者有颞骨骨折及颞部颅内血肿。其他的诊断包括弥漫性脑肿胀、亚临床癫痫发作后状态和重度脑震荡。根据受伤部位和机制，应首先考虑颅骨骨折的诊断。在 CT 扫描应用于临床之前，头颅 X 线检查是常规的诊断手段；CT 扫描的出现使临床医生能准确地诊断并制订各种手术计划。

诊断精要

· 颅骨骨折可分为以下几类：

　· 闭合性颅骨骨折与开放性颅骨骨折：在闭合性颅骨骨折中，骨折部位上方的帽状腱膜是完整的。而开放性颅骨骨折的帽状腱膜有撕裂，导致骨折区域外露。除了需要警惕帽状腱膜血管损伤导致的头皮出血，骨折还可能会导致其下的颅内内容物暴露，从而增加感染的风险（图 10.1）。

　· 线性颅骨骨折、粉碎性颅骨骨折与凹陷性颅骨骨折：线性颅骨骨折的骨折线无分支，通常不跨越颅骨缝，骨折线和骨折两侧的颅骨在一个平面上。凹陷性颅骨骨折指骨折线两侧骨板之间的高度不同（图 10.2）。粉碎性颅骨骨折的特征是骨板碎裂，这些碎片可能在同一平

面，也可能是凹陷的（图 10.3）。

- 虽然在开放性颅骨骨折情况下可以看到或触摸到病变（务必小心），但通常通过 CT 来诊断。

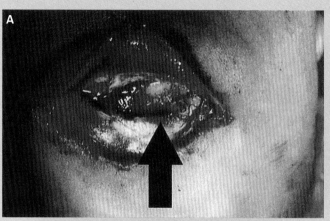

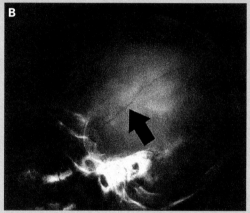

图 10.1 （A）开放性凹陷性颅骨骨折（箭头），硬脑膜外露。（B）非凹陷性线性颅骨骨折（箭头）

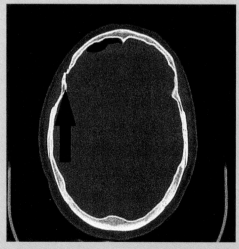

图 10.2 闭合性凹陷性颅骨骨折（箭头）

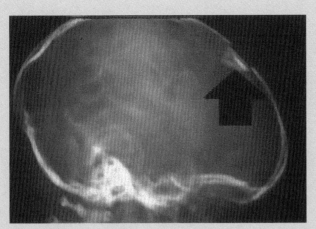

图 10.3　开放性粉碎性颅骨骨折（箭头）

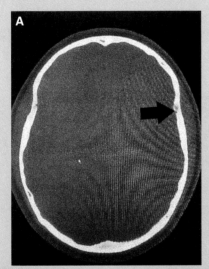

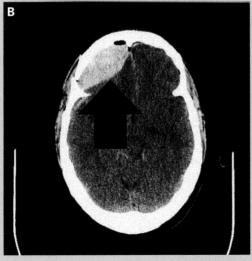

图 10.4　（A）脑膜中动脉上方的"青枝"骨折（箭头）。（B）凹陷性颅骨骨折导致脑膜中动脉撕裂而出现硬膜外血肿（箭头）

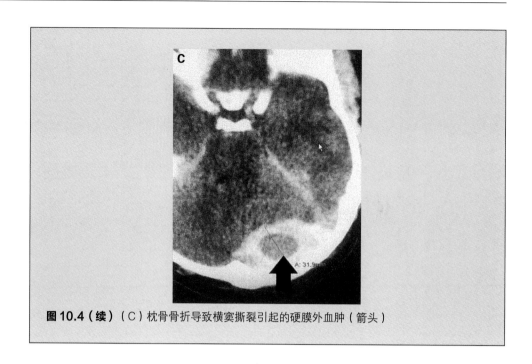

图 10.4（续）（C）枕骨骨折导致横窦撕裂引起的硬膜外血肿（箭头）

并非所有的颅骨骨折都能在 CT 上清晰可见。临床医生须区分骨折和正常颅骨的影像学表现如血管压迹和颅骨骨缝等。仔细观察轴位片可能会发现骨裂或"青枝"骨折（图 10.4）。此外，CT 能显示位于骨折区域下方的继发性脑部损伤，如脑挫伤或明显的血肿（图 10.5）。

凹陷性和 / 或粉碎性颅骨骨折时，受累的颅骨可以更清楚地被识别，以便手术整复或去除。CT 也能显示颅内积气，提示局部或毗连位置存在颅底骨折。CT 扫描对颅骨气房骨折的诊断也很有价值，相应区域有血肿和气颅时，则需要手术干预。

有时，如果不需要急诊手术，三维 CT 重建对评估骨折碎片有一定价值（图 10.6），而 CT 血管造影有助于确定是否存在血管损伤，通常在骨折线或粉碎性骨碎片累及动脉或主要硬脑膜静脉窦时遇到。

在本病例中，CT 扫描显示右颞部线性骨折越过脑膜中动脉并导致硬膜外血肿（图 10.7）。

问题

1. 影像学表现怎样帮助确定手术计划？

2. 对该患者治疗的时间窗是什么？

3. 如果没有行 CT 脑血管造影，必须考虑哪些因素？

临床决策

若 CT 显示单纯的线性、非凹陷性、闭合性骨折，除了行头皮伤口清创缝合外，无须特殊治疗。如果合并有帽状腱膜撕裂，可酌情给予口服广谱抗生素 7 天。如果发现弥漫性颅内积气，则提示颅底骨折的可能性很大，必须注意鉴别。

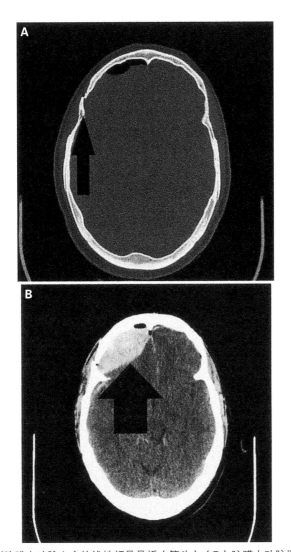

图 10.5　（A）右侧脑膜中动脉上方的线性颅骨骨折（箭头）。（B）脑膜中动脉撕裂所致硬膜外血肿

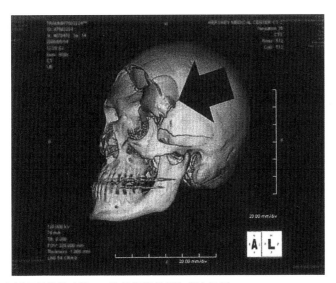

图 10.6　累及左侧眼眶的粉碎性／凹陷性颅骨骨折和颅底骨折

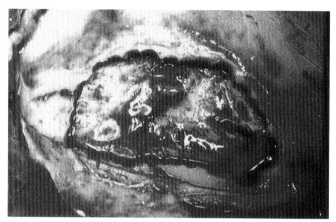

图 10.7 颅骨切除术治疗开放性、凹陷性、粉碎性颅骨骨折

单纯的线性骨折患者可能会发生脑震荡，应予随访治疗。

在有颅内血肿的情况下，根据指南确定是否需要手术干预。如果是闭合且粉碎性或明显的凹陷性骨折（大于邻近颅骨的厚度），则采取手术干预对凹陷的骨折片进行整复并用钛板固定。

若为凹陷性/粉碎性和开放性骨折，且有严重污染（泥土、异物和毛发），必须考虑进行颅骨切除术。外科医生倾向于回置较大的骨折片。对于较小的骨折片，如已受到污染，若回置则可能成为感染源；即使没有受到污染，也可能因发生骨吸收导致骨缺损。

问题

1. 头皮撕裂伤对皮肤切口的设计有何影响？
2. 骨折后骨重建有哪些选择？

外科手术

颅骨骨折的外科修复常在全身麻醉下进行，需要建立两个外周静脉通道和一条动脉通道。除非预计手术时长超过 2h，或患者需要行容量监测，术前通常不需要留置导尿。患者一般采用仰卧位（枕部病变除外），并根据手术需要摆放头位。通常情况下不需要头钉固定，除非患者取俯卧或侧卧位。切口的设计由骨折的位置决定，若有伴发的血肿，则应该扩大切口范围。如果是撕裂伤，可选择以 Lazy-S 的方式延长撕裂伤口，或将撕裂伤口设计成为切口线的一部分，或者将其包含在头皮皮瓣范围内。硬脑膜出血可用双极电凝止血，同时悬吊硬脑膜边缘以防止其剥离。

如果硬脑膜被碎骨片刺穿，应由浅入深仔细清除碎骨片。脑实质止血要耐心细致。尽管一些外科医生使用人工硬脑膜覆盖的方法修补硬脑膜，但传统上硬脑膜撕裂还是要求水密缝合。

如前所述，干净的骨缺损可用钛板或钛网覆盖，也可用一层骨水泥或甲基丙烯酸甲酯（译者注：人工骨）覆盖。对于开放性伤口，术区抗生素生理盐水冲洗需贯穿整个手术过程。对于开放性伤口，在抗生素冲洗之前对伤口进行细菌培养有助于术后确定感染源。由于在受伤时头皮可能有擦伤或损伤，术中通常会留置帽状腱膜下引流管。头皮分层缝合，无菌敷料包扎伤口。术后进行 CT 扫描以评估术区或其他区域可能出现的迟发性出血或脑肿胀。一般情况下，手术结束后选择在手术室拔除气管插管还是送至 ICU 后再行拔除取决于术前 GCS 评分、术中情况和麻醉恢复状况。

治疗精要

· 即使在神经系统检查"正常"的患者中，颅骨骨折的存在也会增加颅内血肿发生的概率。

· 老年患者容易向后跌倒，骨折会累及窦汇和横窦（图 10.6）。因为这些静脉结构出血可能比动脉更慢且更晚出现，加之老年患者常接受抗凝治疗。因此，应该在初次 CT 检查后 4~6h 或者出现神经功能减退时复查 CT。若无异常，随后的 CT 扫描可以分别在第一次 CT 后 12h 和 24h 进行。

核心要点

· 如果在骨折修复过程中出现意外的脑肿胀，或者不确定是否存在污染，则应考虑行颅骨切除术，将骨折片舍弃。

· 如果骨折合并硬膜外血肿，血肿清除后抗癫痫治疗通常不超过 7 天。如果存在外伤性蛛网膜下腔出血，抗癫痫治疗同样也不超过 7 天。硬脑膜和脑实质裂伤与迟发性癫痫发作有关，应向患者告知出现这种情况的可能性，并介绍相关的后期治疗方案。

术后处理

对于单纯线性骨折，处理方法与中、重度脑震荡类似，留院观察，不使用抗癫痫药物，避免麻醉性止痛药，并优先使用非甾体类抗炎药。

对于接受手术治疗的患者，初始镇痛可能是通过麻醉药实现的，但通常会迅速过渡到非甾体类抗炎药。有些患者可能会因硬膜刺激而出现术后疼痛，在这种情况下，给予丙戊酸 500~1500mg/d 可能有助于缓解症状。若情况允许，患者术后应尽早开始活动，并由康复机构进行评估以确定是否需要进行出院后的康复治疗。除特殊情况外，术后 1 个月复查头颅 CT，也可根据受伤的严重程度提前或推后。

并发症及处理

颅骨骨折最常见的并发症是迟发性出血。这在原发性凝血障碍或服用抗凝剂的患者中最为常见。另一类迟发性出血的人群通常是低龄患者，因其颅骨有活跃的造血功能。这一类患者板障出血很可能是延迟和隐匿性的。原发性损伤后头痛进行性加重，伴或不伴迟发性神经功能缺损，通常提示应进行影像学复查。生长性骨折相对常见于儿童，也可发生于青少年。因此线性骨折区域出现渐进性扩张和搏动性肿物也应行 CT 检查。颅骨骨折术后感染发生率为 5%~25%（反应污染病例的感染率）。一般情况下，对于有感染的颅骨缺损应在 6 个月后行修补，并在手术前检测血沉（ESR）和 C- 反应蛋白（CRP）水平。对于无感染的病例，一般 1~3 个月后可行颅骨缺损修补（或直到脑肿胀消退）。

并发症精要

· 对骨折区域逐渐扩大，且出现搏动性肿块的患者应进行影像学检查，评估是否存在生长性骨折。

· 在污染或感染的颅骨骨折手术后，通常在 6 个月左右行颅骨修补术，以彻底控制感染，确保颅骨修补术的清洁程度。

证据和转归

许多关于颅骨骨折的讨论都围绕着外伤后颅内并发症的处理进行，如出血、感染、创伤后癫痫等。单纯性损伤通常是自限性的。关于继发性问题的处理，有各种创伤性脑损伤的治疗指南可供参考。

扩展阅读

[1] Mendelow AD, Campbell D, Tsementzis SA, et al. Prophylactic antimicrobial management of compound depressed skull fracture. JR Coll Surg Edinb. 1983;28(2):80–83.

[2] Servadei F, Ciucci G, Pagano F, et al. Skull fracture as a risk factor of intracranial complications in minor head injuries: A prospective CT study in a series of 98 adult patients. J Neurol Neurosurg Psychiatry. 1988;51(4):526–528.

[3] Valadka AB. Injury to cranium. In Moore F, Mattox K, eds. Trauma. New York: McGraw Hill; 2008:385–406.

第十一章　外伤性前颅窝脑脊液漏

Omaditya Khanna, Tomas Garzon- Muvdi, Hermes Garcia, Richard F. Schmidt, James J. Evans, Christopher J. Farrell

李瑞春　梁　晨　郭世文 / 译

病例介绍

患者，20 岁，女性，因车祸被救护车送至医院急诊科。院前已行气管插管，颈托固定等紧急处置。入院后查体示不能遵嘱动作，刺痛无睁眼反应，四肢可见不自主活动［格拉斯哥昏迷量表（GCS）评分为 7 分］。面部软组织肿胀，鼻腔可见血性分泌物流出，双侧外耳道可见血痂。颅神经检查示瞳孔对光反射、咽反射和角膜反射正常。未发现头皮撕裂伤和明显的颅骨畸形。

问题

1. 除了创伤性脑损伤外，还有哪些诊断值得高度怀疑？

2. 对于该患者的初步评估需要进行哪些影像学检查？

3. 有哪些实验室和影像学检查手段可以协助诊断外伤性脑脊液漏？

4. 对该患者应该采取什么特别的预防措施？

评估和计划

根据入院时 GCS 评分、体格检查和损伤机制，高度疑诊重型颅脑损伤合并颅底骨折和外伤性脑脊液漏。鼓室积血通常提示颅底骨折，可能在外伤后数小时内出现。双侧眶周瘀血（"熊猫眼"征）和乳突瘀血（Battle 征）也提示颅底骨折，但通常于受伤后 1~3 天出现。由于怀疑颅底骨折，行头颅 CT 平扫及颅底和颌面薄层 CT 扫描，CT 显示双侧额底出血性脑挫伤，额骨右侧骨折移位，双侧筛顶骨折（图 11.1）。额骨右侧骨折线穿过额窦前、后壁，并延伸至右侧眼眶顶部。在额窦骨折后方和筛顶骨折上方可见散在颅内积气。

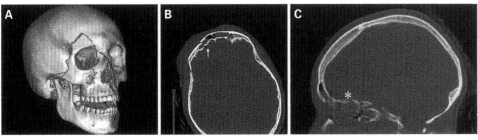

图 11.1　（A）高分辨率 CT 三维重建显示额骨右侧骨折，并延伸至眶顶和额窦前壁。（B）轴位 CT 显示额窦前后壁（箭头）骨折移位并有积气。（C）矢状位 CT 重建显示额窦和筛顶骨折（＊）

据报道，10%~30% 的颅底骨折会发生外伤性脑脊液漏。尽管外伤性脑脊液漏可能会在外伤后几周或几个月迟发，但大多都出现在伤后 48h 内[1]。导致脑脊液漏最常见的骨折部位是额窦（31%）、蝶窦（11%~31%）、筛窦（15%~19%）和筛板（6%）[2]。

脑脊液漏的诊断可通过观察鼻腔或耳道流出的清亮液体来判断。这一现象可以通过特定的体位重现，即让患者仰卧一段时间后，坐起来并将颈部向前弯曲（储液池征）。鼻腔和耳道流出的液体可通过在滤纸上形成"靶标征"或"晕环"进一步评估是否为脑脊液。然而，在创伤后，脑脊液漏的迹象有时很难辨别，可能需要进一步的检查才能确诊。

β2- 转铁蛋白（β2 Tr）是一种存在于脑脊液、淋巴液和房水中的蛋白质，但不存在于鼻腔分泌物中。鼻腔流出液标本中检出 β2- 转铁蛋白对诊断脑脊液漏具有高度的敏感性（99%）和特异性（97%）。虽然实验室检测只需少量的液体，但在脑脊液缓慢、间歇性漏出的情况下，采集足够的样本可能较为困难。β- 微量蛋白（βTP）是另一种富集于脑脊液中的蛋白，其在脑脊液中的浓度较血浆中高，对于脑脊液漏的诊断具有较高的阳性和阴性预测值（分别为 97%和 100%）。尽管检测 β- 微量蛋白比 β2- 转铁蛋白成本更低，且检测时间更短（约 30min），但许多机构都没有检测这种蛋白的条件，其也不适合用于已确诊或疑似脑膜炎的患者[3]。

对于需要外科重建和脑脊液漏修补的患者，有多种影像学方法可用于评估头面部创伤和制订术前计划。包含轴位、冠状位和矢状位重建的 1~2mm 薄层高分辨率 CT（HRCT），因其对发现骨折和潜在脑脊液漏部位的确定十分敏感，因此通常作为首选检查[4]。CT 对非移位性薄层骨折的诊断准确度不高，在 CT 影像上，颅底骨质稀疏或缺失部分等非病理性区域有时可能被误认为骨折。

对于临床上有明显脑脊液漏和多发颅底骨折的患者，为了准确确定脑脊液漏的实际位置，可能需要辅助影像学检查。这些影像学检查也适用于临床怀疑但未确诊的脑脊液漏患者。CT 脑池造影术需要在鞘内注射造影剂，如甲咪唑胺、碘海醇或碘酰胺醇等，这一方法已被证实可以发现 80% 的脑脊液漏，也是识别前颅窝 - 鼻窦脑脊液漏最有效的方法，检查时可见造影剂在鼻窦内浓集。磁共振脑池造影是一种无创性检查方法，它利用 T2 加权脂肪抑制序列和相位反转来识别脑脊液积聚的区域。磁共振脑池造影在软组织结构成像和识别脑膜脑膨出方面也非常有帮助；但是，这种成像方式不能确定是否有活动性脑脊液漏，也不能很好地评估骨性解剖结构。CT 和 MRI 联合应用，可以确定 90% 脑脊液漏的位置[5]。

诊断精要

· β2- 转铁蛋白是一种存在于脑脊液中而不是鼻腔分泌物中的蛋白质；它对诊断脑脊液漏有很高的敏感性（99%）和特异性（97%）。

- 颅底 HRCT 扫描是评估可能导致脑脊液漏的颅骨和面部骨折的首选检查方法。
- CT 脑池造影术（使用鞘内造影剂）和 MRI 脑池造影术是辅助成像手段，可用于确诊脑脊液漏的存在和确定脑脊液漏的位置。

问题

1. 决定手术治疗脑脊液漏前，可以尝试多长时间的非手术治疗或脑脊液引流？
2. 手术的其他指征有哪些？
3. 迟发性脑脊液漏采取非手术治疗是否有用？

临床决策

外伤性脑脊液漏可以保守治疗，也可以手术修复。脑脊液漏的非手术治疗旨在降低颅内压（ICP）和促进硬脑膜愈合，包括床头抬高卧床休息，鼻窦预防措施（不擤鼻涕、打喷嚏或做捏鼻鼓气动作），给予碳酸酐酶抑制剂等。大多数（50%~85%）外伤性脑脊液漏可自愈，不需要手术干预[6]。对于持续性脑脊液漏或自愈可能性小的患者（穿透性创伤、骨质缺损范围较大、颅内压较高），可能需要额外的治疗手段以预防并发症如脑膜炎或颅内积气的发生。脑脊液引流如连续腰椎穿刺或持续腰大池引流可以通过减少漏出的脑脊液量来增加自愈的可能性。脑室外引流也可用于解决脑脊液漏，同时可用来监测重症患者的颅内压。保守治疗的时长存在争议，但在脑脊液漏持续超过 1 周的患者中，脑膜炎的发生率从发病 1 周之内的 5%~11% 增加到 55%~88%[7]。此外，保守治疗通常适合那些不存在需要手术干预的骨折或其他颅内损伤的患者。

外伤性脑脊液漏的外科治疗可早期或延期进行，可以采用开放性经颅或内窥镜经鼻入路。由于脑脊液漏保守治疗的自愈率很高，创伤后早期手术修补通常适合轻症患者。需要手术清除颅内血肿或有穿透性损伤的患者，可同期行脑脊液漏修补。同样，如果面骨或颅骨骨折需要外科重建，在手术同期修补脑脊液漏也是恰当的。外伤导致颅底较大面积骨缺损（＞1cm）或脑疝的患者，也不太可能通过保守措施自愈，通常需要早期手术治疗。伴有颅内积气压迫脑组织（张力性气颅）或进展性气颅的骨折应尽早手术修复，以防止其他并发症。延期手术适用于保守治疗失败或有严重创伤性脑损伤和颅内压升高的患者，以及早期干预可能导致进一步神经损伤的患者。此外，脑膜炎患者通常会推迟手术，直到颅内感染得到控制，同时实验室检查证实抗感染治疗有效。外伤后出现迟发性（＞1 周）脑脊液漏的患者，保守治疗自愈的可能性很低，而且这类患者发生脑膜炎的概率很高[8]。手术修补脑脊液漏可将急性期脑膜炎的总体风险从 30% 降低到 4%，10 年后脑膜炎总体风险从 85% 降低到 7%[9]。

外伤性前颅窝脑脊液漏的外科修复，可通过开放式经颅或内镜经鼻入路完成。传统上，开放式经颅入路更加受欢迎，因为神经外科医生普遍熟悉该入路，且术中能够暴露整个前颅窝并进行硬脑膜缺损的一期修复。然而，由于内镜经鼻入路在治疗自发性脑脊液漏方面取得了良好疗效，该方法已越来越多地应用于外伤性脑脊液漏的手术治疗。额窦骨折伴额窦后壁移位通常宜采用开颅手术的方式。常规采用冠状切口双额开颅，该入路有利于额窦黏膜的切除和窦腔的完全封闭以防止黏液囊肿的形成，同时也便于切除破损的额窦后壁（额窦颅腔化）和硬脑膜重建。需要开颅手术修复面部或颅骨骨折的患者也适合同时修复脑脊液漏。对于多发性颅底骨折和有潜在脑脊液漏可能的患者，经颅入路可暴露整个前颅窝，能够直视下修复硬脑膜缺损，并通过带血管骨膜瓣实现大范围颅底修复。该入路的并发症包括脑组织移位导致的额叶挫伤和出血，癫痫发作，以及硬膜外剥离损伤嗅窝引起嗅觉障碍。

总体而言，与侵袭性较小的内窥镜入路相比，开颅手术的并发症更多。内镜入路正迅速成为涉及筛窦和蝶窦的中小型前颅窝缺损的首选入路。研究报道，内镜脑脊液漏修补术的成功率高达 98%，并发症发生率仅为 1%~2.5%[2, 10, 11]。内镜修复包括探查脑脊液漏的部位，切除周围黏膜，使用黏附或嵌入的植入材料对硬脑膜缺损进行多层修补。有使用各种自体和同种异体材料成功修补脑脊液漏的报道，包括用阔筋膜、颞筋膜、黏膜移植物和合成硬脑膜替代物等。较大的缺损需要额外使用带血管的鼻中隔或鼻甲黏膜瓣进行修复。有面部相关损伤的患者进行内镜入路早期修补通常较为困难，因为合并的软组织和鼻窦损伤使得鼻内镜进入鼻腔和显露术区更加困难；这种情况下，如果保守治疗无效，在软组织肿胀消退后延期手术干预通常较为合适。鞘内荧光素也可作为经鼻入路的辅助手段，用于术中定位脑脊液漏的部位。荧光素通过腰椎穿刺或通过腰大池引流管给药。罕见并发症包括过敏反应、癫痫发作、头痛和肺水肿[12]。虽然内镜经鼻入路通常不适用于额窦后壁骨折，但可用于解除额窦流出道梗阻或引流迟发性黏液囊肿。

问题

1. 开颅手术与内镜手术的相关适应证是什么？

2. 如果 CT 或 MRI 不能定位脑脊液漏部位，还有什么其他诊断手段可供定位？

外科手术

本例患者诊断为重型颅脑损伤、多发前颅窝骨折和潜在的脑脊液漏。由于神经系统检查示患者状况不佳，因此，行右侧脑室额角外引流术以控制颅内压升高及脑脊液引流。由神经外科、耳鼻喉科和眼科在内的多学科团队对患者进行评估，制订了综合治疗方案。由于患者多处骨折，包括移位的额窦后壁骨折，以及需要手术固定的面部骨折，据此，决定待颅内压恢复正常后行经颅手术修补脑脊液漏。手术采用冠状切口，制作宽血管蒂骨膜瓣；双额骨瓣开颅并扩大骨窗范围至额窦外侧。将额叶硬脑膜从额窦后壁仔细分离，抬起前颅窝硬脑膜显露双侧筛顶骨折。脑室外引流和利尿剂应用以降低脑组织张力和减少牵拉。辨认骨折部位附近的硬脑膜损伤并初步修复，切除额窦后壁（图 11.2）。彻底切除额窦和鼻额隐窝的黏膜，然后用金刚磨头磨除额窦的骨缘，去除向骨内凹陷的黏膜，以防迟发性黏液囊肿的形成。一旦鼻窦内清除干净，用颞肌筋膜填塞鼻额流出道，也可以使用其他替代材料来封闭鼻窦，包括脂肪组织、肌肉、骨膜或骨质。将带血管蒂骨膜瓣在额窦上方翻转并覆盖筛顶骨折，防止持续性脑脊液漏。然后骨瓣原位回置，注意骨瓣边缘与骨窗之间要留下足够宽的缝隙以防止骨膜瓣血管受压。眼眶骨折重新复位固定以改善面容。

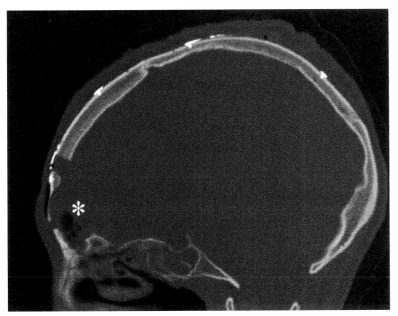

图 11.2　术后矢状位 CT 重建显示额窦颅骨化，切除额窦后壁（＊），鼻额管闭塞

治疗精要

· 外伤性脑脊液漏手术的相关适应证：
  · 合并需要手术治疗的颅内损伤（颅内出血、异物穿透伤、凹陷性颅骨骨折）。
  · 骨折伴有较大的骨质缺损（＞1cm）或存在脑膜脑膨出等可能阻碍骨折愈合的因素。
  · 外伤后迟发性脑脊液漏的患者（＞1 周）。
  · 保守治疗无效的持续性脑脊液漏（＞1 周）。

核心要点

· 虽然大多数脑脊液漏不需要手术治疗，但脑脊液漏持续时间超过 1 周的患者是手术的适应证。

· 内镜和开颅修补都是可行的手术治疗方法。开颅修补的相对适应证包括额窦后壁移位、大面积或多发颅底骨折，以及其他需要开颅手术的情况（如其他骨折、血肿）。

· 颅内压升高或脑膜炎的患者通常在这些问题解决后才能进行手术治疗。

术后处理

接受鼻内镜手术的患者应遵循严格的鼻窦预防措施，包括床头抬高（＞30°），不能擤鼻涕 / 打喷嚏 / 做 Valsalva 动作（译者注：捏鼻鼓气动作），避免非直视下放置鼻胃管。通常在术后进行内镜下鼻窦清创以防止粘连和慢性鼻窦炎。

外伤性前颅窝脑脊液漏的患者需要长期监测迟发性并发症，包括脑脊液漏复发、感染和黏液囊肿的形成。对于出现迟发性脑膜炎的患者，应高度怀疑脑脊液漏复发，并应询问患者是否有脑脊液漏的相关症状，包括头痛加重、持续或间歇性的鼻腔流液，以及持续的鼻后部漏液感。

并发症及处理

据报道，外伤性脑脊液漏术后并发症包括伤口感染、脑膜炎、脓肿形成、癫痫发作和神经损伤等，其发病率为 1.3%~24.9%，而脑脊液漏复发的发生率为 2%~20%[13]。术后延长腰大池脑脊液引流时间有利于促进硬脑膜缺损的闭合。腰大池引流在预防脑脊液漏复发方面的效果仍不明确。在行腰大池引流期间必须仔细监测患者是否有脑脊液过度引流的迹象，包括体位性头痛加重，这提示可能出现需要急诊清除或暂停脑脊液引流的硬膜下血肿。在鼻窦损伤和颅底修复不充分的情况下，颅内积气也可能迅速进展，并因脑脊液分流而加重。神经系统症状体征发生改变的患者应该复查影像学检查，以确保没有明显的张力性气颅（图 11.3）。

额窦骨折后发生的黏液囊肿是一种罕见但公认的并发症，手术和非手术治疗后均可发生。黏液囊肿可在创伤多年后出现，通常由额窦内持续的黏液分泌和流出道阻塞引起。这种梗阻可能是最初创伤性损伤的后遗症，也可能是由于手术切除额窦后壁黏膜不充分所致[14]。非移位性额窦后壁骨折不会显著增加黏液囊肿的发生率，但仍需要长期监测。鼻内镜手术修复脑脊液漏也可能由于炎症导致鼻窦流出道狭窄，进而导致黏液囊肿的形成[15]。内镜和开颅手术通过恢复鼻窦流出道或完全闭塞鼻窦对症状性黏液囊肿有良好的疗效。

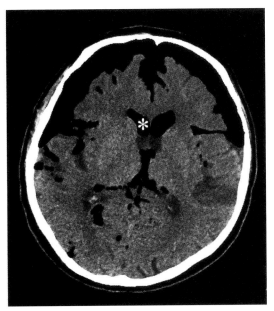

图 11.3　轴位 CT 显示双侧硬膜下积气伴额叶受压和脑室内积气（＊）

并发症精要

· 脑脊液引流治疗脑脊液漏时，要警惕脑脊液过度引流。

· 张力性颅内积气可能需要急诊手术治疗。

· 接受内镜修补的患者需要严格遵循鼻窦预防措施［床头抬高＞30°，不能擤鼻涕/打喷嚏/做 Valsalva 动作（译者注：捏鼻鼓气动作），不能在非直视情况下放置鼻胃管］。

· 患者可能需要长期随访监测脑脊液漏复发、感染或黏液囊肿的发生。

证据和转归

　　脑膜炎是外伤性脑脊液漏最严重的潜在后果之一，脑脊液漏患者预防性使用抗生素仍然存在争议，多项回顾性研究表明，预防性使用抗生素对脑膜炎的发病率没有影响。一项纳入 4 项随机对照试验的 208 名患者的 Cochrane 分析结果，不支持使用抗生素可降低脑膜炎的风险[16]。持续 7 天以上的外伤性脑脊液漏患者的脑膜炎发病率显著增加。因此，对于最初保守治疗失败的患者，建议手术干预以降低感染风险。

　　经鼻内镜手术和经颅手术均能有效地治疗前颅窝外伤性脑脊液漏，据报道，内镜手术的成功率为 90%~98%，经颅手术的成功率为 86%~97%[2, 7, 10]。

参考文献

[1] Oh JW, et al. Traumatic cerebrospinal fluid leak: Diagnosis and management. Korean J Neurotrauma. 2017;13(2):63–67.

[2] Banks CA, Palmer JN, Chiu AG, O'Malley BW Jr, Woodworth BA, Kennedy DW.

Endoscopic closure of CSF rhinorrhea: 193 cases over 21 years. Otolaryngol Head Neck Surg.2009;140:826–833.

[3] Meco C, Oberascher G, Arrer E, et al. Beta-trace protein test: New guidelines for the reliable diagnosis of cerebrospinal fluid fistula. Otolaryngol Head Neck Surg.2003;129:508–517.

[4] Zapalac JS, Marple BF, Schwade ND. Skull base cerebrospinal fluid fistulas: A comprehensive diagnostic algorithm. Otolaryngol Head Neck Surg 2002;126:669–676.

[5] Mostafa BE, Khafaqi A. Combined HRCT and MRI in the detection of CSF rhinorrhea. Skull Base. 2004;14:157–162.

[6] Lin DT, Lin AC. Surgical treatment of traumatic injuries of the cranial base. Otolaryngol Clin North Am. 2013;46(5):749–757.

[7] Phang SY, et al. Management of CSF leak in base of skull fractures in adults. Br J Neurosurg.2016;30(6):596–604.

[8] Yilmazlar S, Arslan E, Kocaeli H, et al. Cerebrospinal fluid leakage complicating skull base fractures: Analysis of 81 cases. Neurosurg Rev. 2006;29:64–71.

[9] Eljamel MS, Foy PM. Acute traumatic CSF fistulae: The risk of intracranial infection. Br J Neurosurg. 1990;4:381–385.

[10] Senior BA, Jafri K, Benninger M. Safety and efficacy of endoscopic repair of CSF leaks and encephaloceles: A survey of the members of the American Rhinologic Society. Am J Rhinol.2001;15:21–25.

[11] Kirtane MV, Gautham K, Upadhyaya SR. Endoscopic CSF rhinorrhea closure: Our experience in 267 cases. Otolaryngol Head Neck Surg. 2005;132:208–212.

[12] Prosser JD, et al. Traumatic cerebrospinal fluid leaks. Otolaryngol Clin North Am.2011;44(4):857–873,vii.

[13] Eljamel MS, Foy PM. Post-traumatic CSF fistulae, the case for surgical repair. Br J Neurosurg.1990;4:479–482.

[14] Kamoshima Y, Terasaka S, Nakamaru Y, Takagi D, Fukuda S, Houkin K. Giant frontal mucocele occurring 32 years after frontal bone fracture: A case report. Case Rep Neurol. 2012;4:34–37.

[15] Chen KT, Chen CT, Mardini S, Tsay PK, Chen YR. Frontal sinus fractures: A treatment algorithm and assessment of outcomes based on 78 clinical cases. PlastReconstr Surg. 2006;118:457–468.

[16] Ratilal BO, Costa J, Sampaio C. Antibiotic prophylaxis for preventing meningitis in patients with basilar skull fractures. Cochrane Database Syst Rev. 2006;(1):CD004884.

第十二章　颞骨骨折的处理

Hongzhao Ji, Brandon Isaacson

李瑞春　梁　晨　郭世文 / 译

病例介绍

患者，25 岁，男性，无既往病史，4 天前车祸后出现右侧面部无力和听力障碍。头颅 CT 示右侧颞骨骨折、无移位的面部和颈椎骨折，已行颈托固定。患者气管插管不到 24h，住院 2 天。否认有明显的鼻漏或耳漏，但有耳道出血。

问题

1. 影像检查方式是否充分？如果没有，还须进行哪些其他检查？

2. 对该患者查体最应该注意哪些问题？

3. 还应考虑哪些其他检查？

4. 诊断检查的时机是什么时间？

5. 评估创伤性面瘫的关键病史有哪些？

评估和计划

颞骨内面神经受损是该患者面瘫的可疑机制，听力丧失继发于听骨链断裂和 / 或耳囊破坏。面神经损伤可发生在任何节段，但在颞骨外伤后最常见的损伤部位是面神经膝状神经节区域。

颞骨外伤引起的听力丧失可以是传导性、感音神经性或混合性的。听骨链断裂和中耳积液（血液、脑脊液）是传导性耳聋最常见的原因。有听骨链断裂的耳囊完整型（OCS）颞骨骨折可造成最严重的传导性耳聋（图 12.1）。耳囊的破损通常会导致严重的感音神经性耳聋（图 12.2）。

虽然本病例中并不存在脑脊液漏，但其确为颞骨外伤的相关并发症。涉及颞骨的中、后颅窝颅骨和硬脑膜损伤是外伤性脑脊液漏的常见原因。外伤性脑脊液耳漏另一种不常见的原因是耳囊骨折并与蛛网膜下腔和中耳相通，并发鼓膜穿孔是脑脊液耳漏的常见途径；而脑脊液鼻漏发生时鼓膜完整，脑脊液通过咽鼓管流出。

脑脊液漏、面神经损伤、听力丧失、大血管损伤和前庭功能障碍都是颞骨损伤的潜在并发症。注意到所有这些并发症及其处理之间的相关性，是颞骨骨折综合治疗的关键。

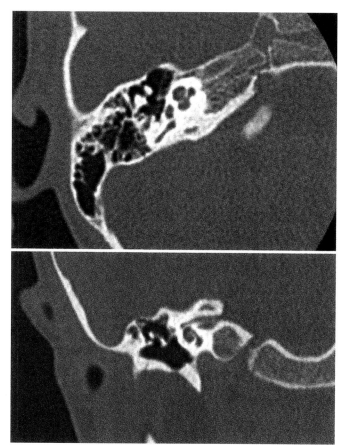

图 12.1 锤骨和砧骨之间听骨链断裂

诊断精要
- 体格检查很关键，尤其是在急诊情况下。
- 耳镜检查：耳道撕裂伤通常无须治疗即可愈合；然而周围组织的撕裂伤可能会导致耳道狭窄并留下瘢痕。鼓室积血很常见，表明有中耳出血。检查中也可见鼓膜穿孔，有时还可观察到脑脊液漏。
- 512Hz 音叉检查：Weber 试验是将振动音叉置于头部中线的骨性突起上。传导性聋的同侧或感音神经性耳聋的对侧会听到声音。Rinne 试验通过把音叉置于耳旁来感知气导，随后把音叉放在同一侧的乳突上，将气导感知到的音量与骨导进行比较。骨导大于气导表明传导性耳聋。
- 面部运动：House-Brackmann 分级是一种简单的面神经功能分级系统，1 级表示功能正常，6 级表示完全瘫痪。在大多数文献和出版物中，认为 House-Brackman 1 级或 2 级其面神经功能可恢复良好。
- 动眼神经检查：耳囊破裂通常表现为头晕和眩晕的症状，体格检查可见眼球震颤、平衡失调和头脉冲试验阳性。头脉冲试验是评估半规管功能的一种简单方法。侧视麻痹或眼肌麻痹可能因更广泛的颅底损伤而继发

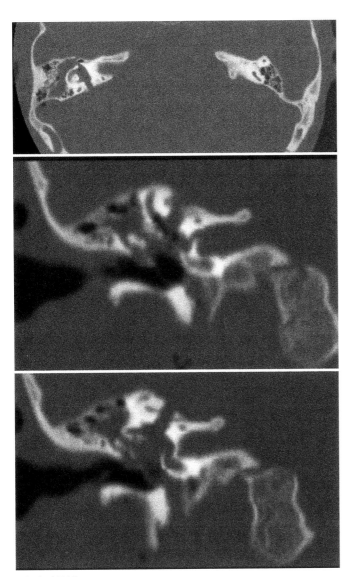

图 12.2　右侧耳囊破裂骨折

于动眼神经损伤或外展神经损伤。

· 脑脊液漏：通常包括持续或间歇性地从鼻腔或耳道流出清亮液体。让患者低头前倾 60s，通常可发现隐匿性脑脊液漏。

· 听力图：是颞骨骨折患者的基本诊断手段。除非患者有急诊手术指征，否则听力测量一般在受伤几周后进行，以便排除中耳积液对检查结果的影响。听力测量提供了一种评估听力损失程度和类型的客观方法。鼓室测量通常与听力图同时进行，可以提示中耳有无积液。

· 即发和迟发性面瘫：面瘫不一定在受伤当时出现。伤后尽快评估面神经功能有助于指导治疗，但往往会因患者合并意识丧失和 / 或其他需要优先处理的损伤而无法及时评估。对于无法立即评估面神经功能排除面瘫的患者应当被认定为存在不确定的面瘫。迟发性面瘫的患者预后较好。

- 完全性面瘫和不完全性面瘫：不完全性面瘫恢复率接近 100%。
- 影像学检查：高分辨率颞骨 CT 扫描适用于持续性脑脊液漏、听力丧失或面瘫的患者，也是任何手术干预前必须完善的检查项目。CT 检查有助于确定骨折是否累及耳囊。
- 肌电图和神经电图：肌电图（EMG）通常作为一种神经兴奋性测试（NET），在测试时逐渐增加刺激强度，直到出现抽搐。然后将其与对侧进行比较。另一种测试是最大刺激测试（MST），在该测试中，两侧都被刺激产生可引出的最强收缩，并对功能受损的一侧减少的收缩量进行主观评定。神经电图（ENOG）是一种双相刺激，通过与正常侧比较，量化患侧受损的程度。在测试中患耳与非患耳差异 > 90% 的患者面神经恢复预后较差。
- 电刺激诊断测试的时机：受损神经仍会保持一定时间的可刺激性；完全中断的神经可在远端保持对刺激的反应 3~5 天。在这一阶段，神经细胞经历 Wallerian 变性。

本例患者检查发现右侧鼓膜完整，但有鼓室积血。Weber 试验示右侧大于左侧。Rinne 试验双侧骨导大于气导，提示符合传导性耳聋。由于患者处于昏迷状态，因此其是否存在面瘫尚不确定。右侧面神经功能评定为 House–Brackmann 6 级。

患者进行了 EMG、ENOG、听力图和专门的颞骨影像学检查。初诊 5 天后，EMG 显示右侧无信号，ENOG 示右侧较左侧衰减 95%。颞骨 CT 显示多发耳囊完整型颞骨骨折合并锤骨和砧骨不连续，伴有一骨折线横穿膝状神经节附近的面神经。听力图显示右侧鼓室压图平坦，右侧中度传导性听力损失，左侧听力正常。

本例患者否认有明显的耳漏或鼻漏，提示无活动性脑脊液漏。对于耳囊完整的骨折，脑脊液漏最常见的原因是鼓膜盖或乳突被盖的缺损，较为少见的原因是通过漏口从后颅窝进入破裂的耳囊。

β2– 转铁蛋白可用于确认漏出的液体是否为脑脊液。高分辨率影像学检查也可以用来定位脑脊液漏的位置。当其他方法无效时，可以将荧光素染料与从腰大池引流管收集的脑脊液混合，然后再注射回患者体内，以定位脑脊液漏的位置。持续的脑脊液漏会增加细菌性脑膜炎的风险。

问题

1. 哪些因素提示面神经恢复预后不良？
2. Weber 试验和 Rinne 试验的可能结果有哪些？它们的意义是什么？

临床决策

面神经损伤

对基于自发和诱发面肌 EMG 诊断为即发的完全性面瘫患者，推荐手术减压，但其预后较差。本例患者因无法确定其完全性面瘫及电生理诊断结果不理想，给予了相应治疗。

听力丧失

持续 6~12 个月以上的传导性耳聋可以通过鼓室探查术及听骨成形术、继续观察或佩戴助听器治疗。不建议损伤后立即进行中耳探查，因为听骨链周围的瘢痕形成和中耳积液的再吸收往往会使患者听力损失缓解或改善。

脑脊液漏

外伤性脑脊液漏通常在伤后 1 周内经保守治疗痊愈。保守治疗包括保持大便通畅、抬高床头和避免用力。持续的脑脊液漏可以行腰大池引流治疗，但在行腰大池引流之前，保守观察时间的长短还没有明确的共识。经充分的腰大池引流后仍有持续性脑脊液漏的患者应接受手术修复。

考虑到该患者预后不佳，确定手术方式为面神经减压术 + 听骨链重建术。在取得患者知情同意后，次日即行手术治疗（伤后 10 天）。不论采用哪种治疗方法，面神经瘫痪或感音神经性耳聋的患者都应考虑进行全身类固醇激素治疗。

问题

1. 对于伤后不能立即接受检查的患者，应按照迟发病例还是即发病例进行治疗？
2. 不完全性面瘫患者是否应行手术探查？
3. 无脑脊液漏的颞骨骨折是否需要预防性使用抗生素？
4. 颞骨外伤后脑脊液漏出现的时间界限？

外科手术

应综合考虑颞骨外伤的并发症以便制订综合手术方案。是否存在感音神经性耳聋是决定手术方法的主要因素之一。

面神经减压术在全麻下进行。手术入路的选择取决于患者的听力状况及损伤部位。对于严重的感音神经性耳聋患者经迷路入路可完整暴露走行于颞骨内的面神经。对于耳蜗功能完整的患者，可选择经乳突中颅窝联合入路。远端迷路和膝状神经节周围面神经可采用经乳突迷路上入路减压，该入路通常需要切除砧骨和锤骨。听骨链重建术是解决传导性耳聋的必要手段。如存在严重的中耳黏膜炎症，可考虑分阶段行听骨链重建术。

　　患者仰卧位，头部转向对侧，使患侧向上。放置面神经监测仪以提供神经刺激状态的信息，但前提是手术在伤后 72h 内进行。手术切口应在耳后区域，如果需要行颅中窝入路，则整个患侧头部都应备皮。颅中窝入路也可用于修复持续性脑脊液漏患者的鼓室盖缺损。

　　面神经减压术从乳突切除开始。暴露乳突窦与外侧半规管。打开面神经管，在此过程中，面神经乳突段骨骼化。磨除砧骨后拱柱后，可显露面神经鼓室段并骨骼化。然后经迷路上入路显露面神经迷路段远端。受损的面神经节段即可显露，术中尽可能保留神经鞘。

　　传导性耳聋通常无须早期手术，因为此类传导性耳聋通常会因瘢痕形成而改善。

　　持续性脑脊液漏的手术入路在很大程度上取决于漏的位置。前颅底脑脊液漏采用经鼻入路用黏膜软骨膜瓣修复。耳囊破裂型骨折造成的脑脊液漏可以通过封闭中耳、咽鼓管和耳道来治疗。耳囊完整型骨折通常采用经乳突入路治疗，但为了便于修复脑脊液漏，可能需要采用颅中窝入路。耳甲或耳屏软骨移植可用于小的颅底缺损。颞肌瓣可用于覆盖较大的颅底缺损。

治疗精要

· 颞骨骨折继发面瘫的患者最常见的损伤部位是膝状神经节周围的面神经（80%~90%）。
· 相当一部分患者有多个部位的面神经损伤。
· 肌电图和神经电图结果不佳且即刻起病的完全面瘫患者，应考虑手术减压。
· 无论是否手术干预，面瘫都需要全身类固醇激素治疗。
· 在耳囊完整型颞骨骨折中，鼓室盖是最常见的破裂和脑脊液漏的部位，而对于耳囊破裂型骨折来说，脑脊液漏的来源往往是从后颅窝流向破裂的耳囊。

问题

1. 对于严重感音神经性耳聋患者，行面神经减压术时应该采取哪些方法？对于耳蜗功能完好的患者呢？
2. 对于耳蜗功能完好的持续性脑脊液漏应采取什么治疗方法？对于严重的感音神经性耳聋呢？

术后处理

　　面神经麻痹患者术后处理中最重要的是眼球保护。闭眼及瞬目障碍可能会导致包括暴露性角膜炎和角膜擦伤等并发症。人工泪液和局部眼膏是眼球保护的基础。除了佩戴湿房镜外，还可以考虑将上下眼睑用胶带贴合。如果操作不当，护眼措施可能会加剧角膜擦伤。如果使用胶带，应尽可能贴在眼睑侧面，以避免胶带直接贴在角膜上。所有出现球结膜水肿、持续异物感或视力改变的患者都应考虑眼科会诊。持续性复视的患者也应转诊至眼科。

前庭功能康复也是前庭功能障碍或接受过迷路手术患者术后康复的重要环节。应尽早与有经验的理疗师一起开始前庭功能康复。

手术或保守治疗的患者随访内容应包括听力测定。听力测定通常在术后 1~3 个月进行，以减少术中所使用的明胶海绵或植入假体对结果的影响。外耳道骨折的患者有继发胆脂瘤的风险。手术后 6~12 个月应进行影像学复查以评估是否需要行阶段性二期手术。

面神经恢复时间跨度较大，减压术后 1 天到 1 年的任何阶段均可。在转行面瘫修复手术之前，应观察足够的时间（1 年）。

应注意监测持续性脑脊液漏，对高流量或持续脑脊液漏，腰大池引流管可以保留更长时间。

并发症及处理

手术减压或神经移植术后不能恢复的面神经瘫痪，可考虑面瘫修复术，但术后最重要的是对眼睛的保护。可通过放置上眼睑重物和/或睑板条以及上睑固定术来实现。眼膏对于保持眼球湿润来说必不可少。

保守治疗或腰大池引流未能治愈的持续性脑脊液漏，则需要手术修复。有证据表明，在有脑脊液漏时应使用预防性抗生素，但尚未形成共识。脑膜炎是脑脊液漏的并发症，如果是细菌性脑膜炎，须依细菌培养结果选择合适的抗生素。最常见的致病菌是流感嗜血杆菌和肺炎链球菌。

胆脂瘤是耳部手术或颞骨外伤术后潜在的并发症。骨折时发生上皮组织创伤性植入中耳，累及耳道的骨折也可导致耳道内胆脂瘤。如果是分期手术，应对中耳进行彻底的检查，以寻找胆脂瘤的证据。术后或外伤后的外耳道狭窄会影响听力和对听力的监测。

并发症精要

· 前庭功能障碍需要长时间序灌理疗，应始终考虑前庭系统中的第 3 个窗口。

· 颈动脉管骨折对判断是否有颈动脉损伤具有中度敏感性和特异性。任何没有其他解释的神经症状、偏瘫症状、累及颈动脉管的移位骨折或出现颈部杂音的患者，都应该进行颈动脉血管造影。

· 对于持续性的面神经瘫痪，眼球保护应该是重中之重。

· 应始终警惕发生胆脂瘤的可能性，胆脂瘤可能出现在受伤数年之后。磁共振弥散加权成像可检出直径 < 3mm 的胆脂瘤。

证据和转归

对比手术干预和保守观察效果的文献较少，大多是观察性研究或案例系列报道。直接比较保守观察与手术干预疗效的研究可控性较差。确切证据表明，大多数面神经损伤患者都能够恢复，即使是即刻发病的完全面神经瘫痪的患者也是如此。尚无证据明确支持或反对皮质类固醇在面神经损伤中的应用；然而，鉴于进展性面肌瘫痪的理论机制，该方法在临床实践中仍然很常用。已知大量证据显示，面神经损伤最常见的部位是膝状神经节区和乳突段。目前仍然缺乏对手术和非手术干预的比较研究，故相关建议都存在争议。

如同许多颞骨骨折的治疗研究一样，脑脊液漏治疗相关研究主要是基于观察数据、缺乏良好的对照研究。已证实 β 2- 转铁蛋白是评估脑脊液漏的良好指标。绝大多数外伤性脑脊液漏可以自愈。虽然许多独立研究显示，在脑脊液漏的情况下预防性使用抗生素的意义不大，但 Meta 分析显示患者可从中获益。

拓展阅读

[1] Brodie HA. Prophylactic antibiotics for posttraumatic cerebrospinal fluid fistulae. A meta-analysis.ArchOtolaryngol Head Neck Surg. 1997;123(7):749–752.

[2] Brodie HA, Thompson TC. Management of complications from 820 temporal bone fractures. Am J Otology. 1997;18(2):188–197.

[3] Dahiya R, Keller JD, Litofsky NS, Bankey PE, Bonassar LJ, Megerian CA. Temporal bone fractures: Otic capsule sparing versus otic capsule violating clinical and radiographic considerations. J Trauma. 1999;47(6):1079–1083.

[4] Grant JR, Arganbright J, Friedland DR. Outcomes for conservative management of traumatic conductive hearing loss. Otology neurotology. 2008;29(3):344–349.

[5] Nash JJ, Friedland DR, Boorsma KJ, Rhee JS. Management and outcomes of facial paralysis from intratemporal blunt trauma: A systematic review. Laryngoscope. 2010;120(7):1397–1404.

第十三章　眼眶创伤

Aaron R. Plitt, Benjamin Kafka, Tarek Y. El Ahmadieh, Christopher J. Madden

段　鹏　郭世文 / 译

病例介绍

　　患者，10 岁，女性，车祸伤后送至急诊室。该患者为后排乘客，被急救人员从车内救出时，患者表现烦躁，给予镇静剂后行气管插管。初步检查发现患者左眼眶周有明显瘀斑、肿胀，左眼上方额骨明显塌陷。左眼外观无异常，面部和双鼻腔有陈旧血迹、下唇裂伤。双瞳孔缩小但光反应灵敏。由于气管插管并使用了镇静剂，进一步检查受限，故未发现其他异常。

> **问题**
>
> 1. 下一步最适合做什么？
>
> 2. 最适合做的影像学检查是什么？
>
> 3. 最适合影像学检查的解剖部位是什么？为什么？
>
> 4. 评估眼眶创伤时必须排除什么？

评估和计划

　　鉴于患者系高速冲击伤并可触及左额线性骨折和有限的病史，行头颅 CT 显示包括左眶上缘和眶外侧缘、颧弓、蝶骨大翼及其外部结构的复杂粉碎性骨折，同时显示有左额血肿和蛛网膜下腔出血（图 13.1）。神经外科、耳鼻喉科、口腔颌面外科和眼科多学科会诊来评估患者多发伤情况。

> **问题**
>
> 1. 下一步做什么处理最适合？
>
> 2. 什么时候手术合适？
>
> 3. 什么状况需要紧急干预？

> **诊断精要**
>
> · 当头颈部受到严重外伤时应进行头颅和面部 CT 检查。
>
> · 眼周有瘀斑和肿胀时应高度怀疑眼眶骨折。

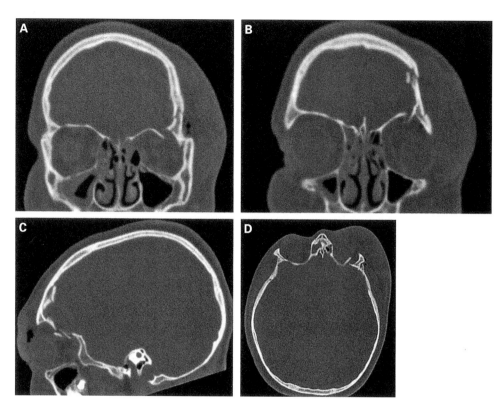

图 13.1 （A，B）冠状位、（C）矢状位和（D）轴位头颅 CT 显示左眶顶骨折并有骨折片突入眶内

临床决策

创伤性眼外伤的发生率为 10%~17%。初步评估外伤患者伤情时应保证其气道通畅和血压平稳，进一步检查发现头面部有外伤迹象（如瘀斑、肿胀、撕裂伤），应高度怀疑眼眶创伤，如该患者有额骨线性骨折和眶周肿胀、瘀斑。

对有意识障碍的患者可能难以进行眼部检查，如该患者。对于这种急重症患者，最重要的是要评估眼球的完整性。眼球破裂的征象包括球结膜下出血、瞳孔形态异常和前房变平 [1, 2]。眼球破裂是外科急症，应尽快行急诊手术。眼眶骨折时由于眼外肌卡压可能会引起眼心反射，从而导致心动过缓、呕吐、晕厥，甚至心脏停搏，这也是急诊手术的指征。本病例排除了这些临床情况，无须急诊手术干预，进而完善更详细的检查。眼科会诊也有助于相关检查。

清醒患者可能会出现复视、疼痛和恶心。本例患者无上述表现，通常的外伤中也都比较少见。评估眼眶骨折的体格检查包括评估眼球的对称性、眼球深度、眼球在眼眶内的位置、睁眼闭眼，以及对瞳孔的评估。眼眶骨折的体征包括眼球内陷、眶周瘀斑、眶下神经分布感觉迟钝和皮下气肿 [1-3]。本例中出现的体征为皮下气肿和眶周瘀斑。

运用检眼镜可进一步评估病情。检查瞳孔反射、观察眼底是否有视神经损伤、血管破裂或视网膜损伤（如视网膜剥脱、撕裂）。

体征显示有眼眶骨折，进一步评估要进行影像学检查，评估眼眶骨折首选CT 检查，眼眶骨折的影像学检查可显示眶骨、前房、晶状体、眼球后部、眶内神经血管结构和眼外肌 / 眶外肌 [3]。另外，可显示眼眶容积，因为骨折可以扩大眶内容积 [4]。

在确定眶壁骨折后，应评估眼球运动。任何眶壁骨折都可能导致眼直肌突出和卡压，这是早期手术治疗的指征。患者最常见的主诉是复视，眼球不能向受损眼肌方向转动，并会有疼痛表现 [1, 5]。对于昏迷患者，可以使用强制诱导测试来判断是否伴有眼直肌卡压。在进行眼球运动检查的同时，还应检测视力 [1, 5]。患者一旦确诊眼眶骨折伴眼直肌卡压，应在 48h 内手术干预，以防止永久性复视 [5]。

在没有眼肌卡压或眼球破裂的情况下，是否修复眼眶骨折是有争议的。标准处理是观察 5~14 天，以减轻眶周水肿。手术适应证包括眼球内陷（＞2mm）、持续性眼球运动功能障碍、持续性复视、CT 显示超过 50% 的眶底受累、进行性三叉神经第 2 支分布区感觉减退和异常的强迫性内翻试验 [1, 6, 7]。延迟手术可以降低隔室综合征的发生风险 [1]。

该病例没有眼球破裂或眼肌卡压现象，采用标准的处理方式：观察到广泛性面部水肿至少部分消退后延迟手术。患者入院 2 天后拔除气管插管，病情稳定。入院第 8 天，行左额颞开颅颅骨凹陷骨折复位和额眶骨折畸形修复手术。

问题

1. 眼眶骨折的症状和体征有哪些？
2. 眼眶骨折手术的时间窗是什么？
3. 眼眶骨折有哪些影像学特征？

外科手术

手术治疗的目的是恢复骨性眼眶的轮廓，将眼眶容积恢复到正常大小，从而获得更美观和更具功能的结果。根据骨折的位置，可与眼科、口腔颌面外科、耳鼻喉科和神经外科联合手术。手术中应充分暴露骨折碎片，以便进行完美的重建。

本例患者眼眶骨折涉及眶上壁和眶外侧壁并延伸至蝶骨翼，同时合并有额部硬膜外血肿。鉴于眼眶骨折并颅内血肿的复杂性，神经外科进行手术干预则更为合适。

患者仰卧位，颈部微屈。冠状切口并保留颅骨外骨膜以做颅底修复预防脑脊液漏。手术中暴露眼眶上、中、外侧边缘，以及前颅窝和中颅窝前部。然后行额颞开颅手术，探查骨折并清除左额硬膜外血肿。随后整复凹陷骨折，检查硬脑膜是否有缺损。如果在前颅窝底有硬脑膜缺损，则可用颅骨外骨膜修复，如果没有可用的颅骨骨膜，则可以使用由胶原制成的人造硬脑膜，将其置于颅骨与硬膜之间，可显著降低脑脊液漏的风险。

检查硬脑膜后，用钛板和钛钉将骨折片固定在一起。术中任何全层撕裂伤都应该进行清创，并以整容的方式修复。彻底冲洗骨折术区以清除碎屑，逐层严密缝合切口。

通常在眼眶骨折术前不使用抗生素。不过，建议在术中使用覆盖皮肤菌群的抗生素，并根据需要可追加使用抗生素（图 13.2）[8]。

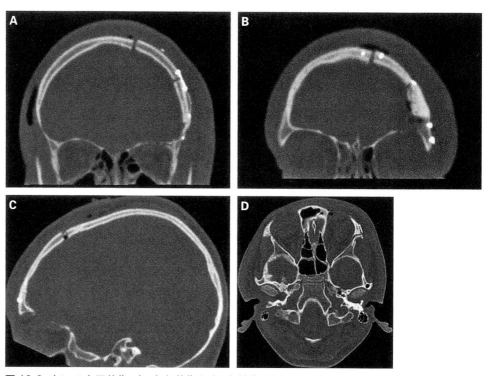

图 13.2 （A, B）冠状位、（C）矢状位和（D）轴位头部 CT 显示术后眼眶骨折固定复位良好

治疗精要

· 眼球破裂或眼直肌卡压是急诊手术的指征。
· 如果没有眼球破裂或眼直肌卡压，可延迟至伤后 1~2 周待眶周水肿减轻后手术。如果患者无症状或眶底受累不到 50%，则无须手术。
· 手术的目的是修复眼眶的正常轮廓和体积。
· 眼眶骨折只需在围手术期预防性使用抗生素。

核心要点

· 如果患者出现眼球破裂或卡压，应行急诊手术。否则，手术可以延迟进行。
· CT 检查是诊断眼眶骨折的首选方法。

术后处理

术后患者住院观察，定期进行视力和眼球运动检查，以监测是否有并发症。该患者术后 24h 内接受标准的围手术期抗生素治疗，恢复良好，没有复视、视力改变和脑脊液漏的迹象，术后第 4 天出院。

并发症及处理

患者 2 周后复诊，主诉间歇性复视。眼眶骨折手术后最常见的并发症是新发复视、眼球内陷、睑外翻、下睑进行性下垂或外翻以及视力下降[1]。

眼眶创伤术后复视是常见的，但很少是永久性的，大多数情况下会在几周内恢复。据报道，术后复视的发生率在 8%~42% 之间[1]。复查眼眶 CT 显示骨折修复重建良好，无眼外肌卡压的迹象。因此，术后复视可能是由于术中直接损伤眼外肌或神经或进行性纤维化所致。在老年患者中更常见，尤其是当骨折修复手术延迟或眼眶内容物受到卡压或损伤时。

眼眶骨折修复术后眼球内陷最常见的原因是植入物放置不当、眶锥骨折修复不当或眶内脂肪萎缩。术后眼球内陷的发生率在 7%~27% 之间[1]。眼球内陷可以通过更换或添加植入物的再次手术来修复，但通常要在患者第一次手术完全愈合后进行。

术后睑外翻最常见的原因是下睑缘切口所致，故尽可能避免此种手术切口。如果术后出现睑外翻，需要观察是否有干眼症以及眼睛的外观。

眼眶骨折术后最主要的并发症是视力下降。通常是由术后眶内出血引起的，其发生率为 0~0.4%。如果怀疑眶内出血，则应急诊行 CT 检查以确定出血位置并将决定下一步的处理。如果出血发生在眶间隔前间隙，根据患者的临床情况，可以引流或观察。如有新发视力下降的情况，应做引流以期保护视力。当出血发生在眶中隔后，并出现新的视力下降、眼压升高、瞳孔无对光反应或眼外运动障碍时，应行眼角切开术 / 眦切开术，以保护眶内组织免受眼眶间隔综合征的损害。如果眼角切开术 / 眦切开术后眼压继续升高，可考虑手术清除出血。

本例患者术后无视力下降和眼球内陷，经保守观察，其复视于 4 周内消失。

并发症精要

· 复视是眼眶骨折修复术后最常见的症状，很少是永久性的。复查 CT 可评估其位置和修复重建情况。

· 术后视力下降可能继发于眶内出血，患者需要 CT 复查，若眶内压升高，应行眦切开术或者手术清除出血。

证据和转归

很少有关于眼眶骨折治疗的前瞻性对照研究，大部分来自个案报道。有证据表明，对有症状的眼心反射患者和眼球破裂患者应在 48h 内进行紧急手术干预，可降低遗留长期复视的风险[1]。在没有急诊手术干预指征的情况下，有文献报道将手术延迟2周，可减小纤维化和顽固性复视的风险。尽管大多数眼眶骨折为非手术治疗，患者通常有暂时性复视，但绝大多数患者都恢复良好。鉴于眼眶骨折常与头部外伤并存，故其预后结果往往与其他损伤情况相关联。

参考文献

[1] Boyette JR, Pemberton JD, Bonilla-Velez J. Management of orbital fractures: Challenges and solutions. Clin Ophthalmol (Auckland, NZ). 2015;9:2127-2137.

[2] Ellis E, 3rd. Orbital trauma. Oral Maxillofacial Surg Clin NAm. 2012;24(4):629-648.

[3] Betts AM, O,Brien WT, Davies BW; Youssef OH. A systematic approach to CT evaluation of orbital trauma. Etnerg Radiol.2014;21 (5):511-531.

[4] Kim BB, Qaqish C, Frangos J, Caccamese JE Jr. Oculocardiac reflex induced by an or¬bital floor fracture: Report of a case and review of the literature. J Oral Maxillofacial Si. 2012;70(l 1):2614-2619.

[5] Gart MS, Gosain AK. Evidence-based medicine: Orbital floor fractures. Plast Reconstruct Si. 2014;134(6):1345-1355.

[6] Burnstine MA. Clinical recommendations for repair of isolated orbital floor fractures: An evidence-based analysis. Ophthalmology. 2002;109(7):1207-1210; discussion, 10-11; quiz, 12-13.

[7] Burnstine MA. Clinical recommendations for repair of orbital facial fractures. Curr Opin Ophthalmol. 2003;14(5):236-240.

[8] Mundinger GS, Borsuk DE, Okhah Z, et al. Antibiotics and facial fractures: Evidence-based recommendations compared with experience-based practice. Cranioniaxillofacial Trauma Reconstruct. 2015;8(l):64-78.

第十四章　钝性颈部血管损伤

Aaron R. Plitt, Benjamin Kafka, Kim Rickert

李　扩　梁　晨　郭世文 / 译

病例介绍

患者，22 岁，女性，因车祸伤被送至急诊科。查体示 C5 水平完全性脊髓损伤。颈椎影像学检查显示 C5~C6 水平屈曲 – 移位损伤（图 14.1）。头颈部 CT 血管成像示双侧椎动脉闭塞，但无后循环缺血体征，遂行 C5~C6 椎体半脱位切开复位内固定术。

问题

1. 创伤后颈部血管成像的适应证是什么？
2. 颈部血管损伤的分级标准是什么？
3. 可用于血管成像的成像方式有哪些？

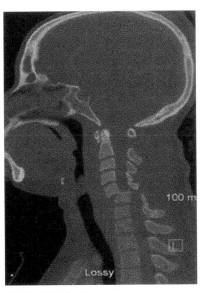

图 14.1　C5~C6 屈曲 – 移位损伤的矢状位 CT

评估和计划

约 1% 的钝性伤患者会发生颈部血管损伤 [1, 2]。漏诊颈部血管损伤可能会带来高达 80% 的发病风险或 40% 的死亡风险 [3]。目前，东部创伤外科协会（EAST）建议对所有存在下列情况的患者进行筛查：神经系统异常（用现已诊断的外伤类型无法解释），疑似动脉损伤引起的鼻出血，GCS 评分为 8 分或以下的严重钝性颅脑外伤、岩骨骨折、弥漫性轴索损伤，特别是涉及 C1~C3 或通过颈椎横突孔的颈椎骨折、颈椎半脱位或旋转损伤或 LeFort Ⅱ 型或 Ⅲ 型骨折[4]。

椎动脉起源于双侧锁骨下动脉，经 C6 进入并沿 C1~C6 横突孔穿行，经硬脑膜后成为颅内段。任何患者如有椎动脉走行区域的钝性损伤或穿透性损伤，都应评估是否有椎动脉损伤。由于椎动脉在横突孔内的走行相对固定，而本例患者有颈椎半脱位，其外伤产生的巨大剪切力有导致椎动脉受损的风险。

脑血管成像的金标准是数字减影血管造影（DSA）。这是一项有创检查，许多中心尚未开展。有证据表明，多层螺旋 CT 血管造影（CTA）对钝性血管损伤的敏感性与 DSA 相同，可以用作符合上述标准患者的筛查工具[4, 5]。MRI 血管造影越来越多地运用于临床，尤其是在评估血管壁损伤方面。然而，对于外伤患者来说，MRI 血管造影通常难以施行，且与 CTA 相比检查所需时间更长。本例患者选择 CTA 检查是因其创伤较重，有创和耗时较久的检查不合适。

根据 Denver 量表将脑血管损伤进行分级，该系统最初由 Biffl 等在 1999 年提出[6]。

Ⅰ 级：内膜不规则，狭窄小于 25%。
Ⅱ 级：夹层或壁内血肿，狭窄大于 25%。
Ⅲ 级：假性动脉瘤。
Ⅳ 级：闭塞。
Ⅴ 级：横断和出血。

在本病例中，血管成像显示双侧椎动脉Ⅳ级夹层（图 14.2）。

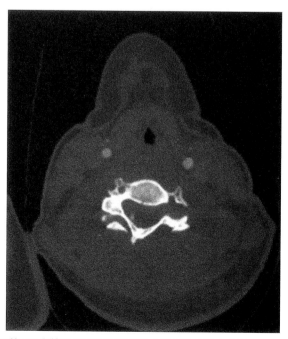

图 14.2 半脱位平面的 CT 血管造影显示在横突孔中双侧椎动脉未充盈

问题

1. 颈部血管损伤合适的治疗方法是什么？
2. 抗凝和抗血小板治疗的适应证和风险是什么？

诊断精要

· 由于缺乏血管成像，许多钝性颈部血管损伤无法诊断，并可能对患者的预后产生严重影响。所有创伤患者均应按照 EAST 建议的标准进行筛查，并应为符合标准的患者进行影像学检查。

· 无法通过已诊断出的损伤来解释患者的神经功能缺失时，应考虑脑血管损伤。

临床决策

目前尚无随机对照研究来指导钝性颈部血管损伤的治疗决策，其治疗取决于症状、损伤部位、损伤严重程度和其他损伤的情况。椎动脉或颈动脉损伤可以通过药物或手术治疗。常用方法是应用抗凝或抗血小板药物。在存在多发伤的情况下，抗凝或抗血小板药物可能会使创伤患者的治疗更加复杂。此外，最佳药物、剂量和治疗时间尚不明确，但已知抗血小板药物疗效至少等同于抗凝治疗[7]。

治疗起始阶段抗凝药物通常选用肝素静滴，如果使用肝素静滴，EAST 建议在开始滴注时不采用静脉注射，也没有足够的证据推荐肝素滴注需要达到的活化部分凝血酶原时间目标值。肝素最终应改为口服抗凝剂。如果选择华法林，则目标 INR 应为 2~3。这种抗凝治疗应持续 3~6 个月。在多发性创伤中，应用肝素治疗的出血并发症发生率在 8%~16% 之间[8]。

另外，抗血小板药物比肝素更易使用。通常创伤患者对抗血小板药物治疗能很好地耐受。在一项研究中，没有出现因阿司匹林引起的重大不良事件，在另外两项研究中，与抗凝治疗相比，接受阿司匹林治疗的患者发生出血的风险更低[9-11]，因此，许多大型创伤中心已开始使用抗血小板药物治疗颈部血管损伤。

另一个需要考虑的因素是开始抗血小板/抗凝治疗的时机。在本例中，患者颈椎不稳定，需要进行手术复位、固定和骨融合。如前所述，使用抗凝药物具有较高的出血并发症发生率。抗血小板治疗理论上具有降低融合速率的风险，但尚无文献支持。然而，鉴于该患者很年轻，其融合能力应该较强，选择在围手术期开始服用阿司匹林。因为该患者从急诊科直接至手术室，所以术后开始服药。Zhang 等的 Meta 分析显示，服用阿司匹林并不会增加脊柱手术患者术中失血的风险[12]。因此，术前开始使用阿司匹林是安全的。

血管内介入治疗是另一种可选的治疗方式。同样，尚无随机对照研究对比血管内治疗与药物治疗的优劣。支架植入术治疗颈动脉或椎动脉夹层正被越来越广泛地接受。支架植入可以重建血管内壁并最终治愈夹层，也可以帮助恢复血管内径。这对于继发于动脉狭窄血流减少而出现症状的患者是有益的。弹簧圈或支架辅助弹簧圈治疗假性动脉瘤可能会降低假性动脉瘤中血栓形成的风险以及随后的动脉栓塞。需要牢记的一点是，如果在修复过程中使用了支架，则需要在术后进行一段时间的双重抗血小板药物治疗。对于完全闭塞的动脉（Ⅳ级），有报道称在创伤性闭塞的近端用弹簧圈阻塞动脉可以降低远端血凝块迁移的风险，但没有证据表明这种方式能使患者受益。

鉴于本例患者无椎动脉闭塞症状，故未考虑血管内治疗。

问题

1. 该患者行颈椎内固定术安全吗？
2. 何时开始使用抗血小板药物？

外科手术

脑血管损伤的外伤患者常常需要行颈椎固定，如本例患者。一些外科医生担心在手术融合过程中对颈部的操作可能使动脉中的血栓脱落导致栓塞和卒中。Foreman 等对 52 例颈椎融合术的椎动脉闭塞患者分析后认为手术可预防卒中，不会增加卒中的风险[13]。

患者于伤后 24h 内入手术室治疗。Mayfield 头架固定头部，俯卧在 OSI 手术台上。颈后正中切开显露颈椎，可见明显半脱位。切除 C5~C6 椎板探查，未见硬膜外血肿，然后手法复位部分半脱位。从 C2~C6 依次打入侧块钉，并在 T1 和 T2 处打入椎弓根钉，两侧分别与钛棒连接。然后使用大功率钻头对骨表面进行打磨处理。将人工骨填充于侧块外面。留置筋膜下引流管并缝合切口。

治疗精要

· 抗凝或抗血小板药都是治疗颈部血管损伤的合理选择。
· 尚无关于推荐剂量或治疗持续时间的研究。
· 由于病变是动态变化的，有必要进行连续的影像学检查。

核心要点

· 外伤性颈椎骨折的患者应在就诊时行血管造影，最好是头颈部 CT 血管造影。
· 应采用抗凝或抗血小板治疗。
· 椎动脉损伤的患者，复位骨折脱位不会增加卒中的风险。

术后处理

术后应密切监测患者是否出现卒中或出血并发症的迹象。引流管通常在手术后 2~3 天内拔除。伤后 1 周复查颈部 CTA。钝性颈部血管损伤的程度可能是不断变化的，连续多次影像学检查能够更准确评估损伤的变化情况。抗血小板药物的最佳疗程目前还不明确。通常，对于 I 级或 II 级损伤来说，影像学复查可以评估损伤的恢复状况，借此可以用来判断何时应停止抗凝或抗血小板治疗。

该患者在 ICU 中按照脊髓灌注规程进行监测。术后立即开始服用阿司匹林 325mg/d，未出现出血并发症。术后第 3 天拔除引流管。1 周后，复查 CTA 发现双侧 II 级椎动脉夹层。之后，继续服用阿司匹林 6 个月。

并发症及处理

脑血管损伤最常见的并发症是卒中或出血。多发伤患者用抗凝药物或抗血小板药物治疗可能会导致出血并发症。如果出现并发症，则需要避免使用上述药物。通常选择华法林进行抗凝治疗，因为它很容易逆转。如果需要，阿司匹林可以通过输注血小板逆转。

并发症精要

- 卒中或出血是颈部血管损伤患者中最常见的两种并发症。

证据和转归

颈部血管损伤的诊断和治疗尚无随机对照研究。一些病例对照研究表明，早期发现和治疗可能有助于降低血管损伤患者卒中和神经功能损害的风险。

参考文献

[1] Biffl WL, Ray CE, Jr., Moore EE, et al. Treatment-related outcomes from blunt cerebrovascular injuries: Importance of routine follow-up arteriography. Ann Surg. 2002;235(5):699–706; discussion,7.

[2] Miller PR, Fabian TC, Croce MA, et al. Prospective screening for bluntcerebrovascular injuries: Analysis of diagnostic modalities and outcomes. Ann Surg. 2002;236(3):386–393; discussion,93–95.

[3] Davis JW, Holbrook TL, Hoyt DB, Mackersie RC, Field TO, Jr., Shackford SR. Blunt carotid artery dissection: Incidence, associated injuries, screening, and treatment. J Trauma.1990;30(12):1514–1517.

[4] Bromberg WJ, Collier BC, Diebel LN, et al. Blunt cerebrovascular injury practice management guidelines: The Eastern Association for the Surgery of Trauma. J Trauma. 2010;68(2):471–477.

[5] Eastman AL, Chason DP, Perez CL, McAnulty AL, Minei JP. Computed tomographic angiography for the diagnosis of blunt cervical vascular injury: Is it ready for primetime? J Trauma.2006;60(5):925–929; discussion,9.

[6] Biffl WL, Moore EE, Offner PJ, Brega KE, Franciose RJ, Burch JM. Blunt carotid arterial injuries: Implications of a new grading scale. J Trauma. 1999;47(5):845–853.

[7] Cothren CC, Biffl WL, Moore EE, Kashuk JL, Johnson JL. Treatment for blunt

cerebrovascular injuries: Equivalence of anticoagulation and antiplatelet agents. Arch Surg (Chicago, Ill: 1960).2009;144(7):685–690.

[8] Miller PR, Fabian TC, Bee TK, et al. Blunt cerebrovascular injuries: Diagnosis and treatment. J Trauma. 2001;51(2):279–285; discussion,85–86.

[9] Griessenauer CJ, Fleming JB, Richards BF, et al. Timing and mechanism of ischemic stroke due to extracranial blunt traumatic cerebrovascular injury. J Neurosurg. 2013;118(2):397–404.

[10] Edwards NM, Fabian TC, Claridge JA, Timmons SD, Fischer PE, Croce MA. Antithrombotic therapy and endovascular stents are effective treatment for blunt carotid injuries: Results from long-term followup. J Am Coll Surg. 2007;204(5):1007–1013; discussion,14–15.

[11] Cothren CC, Moore EE, Ray CE, Jr., et al. Carotid artery stents for blunt cerebrovascular injury: risks exceed benefits. Arch Surg (Chicago, Ill: 1960). 2005;140(5):480–485; discussion,5–6.

[12] Zhang C, Wang G, Liu X, Li Y, Sun J. Safety of continuing aspirin therapy during spinal surgery: A systematic review and meta-analysis.Medicine. 2017;96(46):e8603.

[13] Foreman PM, Harrigan MR. Blunt traumatic extracranial cerebrovascular injury and ischemic stroke. Cerebrovasc Dis Extra. 2017;7(1):72–83.

第十五章　钝性脑血管损伤

Benjamin Kafka, Aaron R. Plitt, Kim Rickert
梁　晨　郭世文 / 译

病例介绍

患者，61岁，男性，建筑工人。工作时不慎从约4.6m高的脚手架上跌落，头部着地。伤后自诉左眼视力丧失合并全身弥漫性疼痛。查体示格拉斯哥昏迷量表（GCS）评分15分，左眼无光感，瞳孔直接对光反射消失。右跟骨和腓骨骨折以及左前额头皮撕裂伤，神经系统检查无明显异常。头颅CT扫描示额颞部、大脑镰及小脑幕多发硬膜下血肿，少量散在蛛网膜下腔出血；多发颅骨骨折累及额窦、筛窦、鸡冠、筛板、眶内侧壁、鞍背及左侧颞骨（图15.1）。

由于该患者有颅底骨折，评估创伤时行CT血管造影（CTA）以评估是否存在脑血管损伤。CTA示左侧后交通动脉小动脉瘤，无其他脑血管异常。考虑到存在多发颅脑损伤，患者被送入重症监护室（ICU）进行观察。患者神经系统状态稳定，行下肢骨折的手术治疗。入院第4天，患者病情稳定，从ICU转入普通病房。入院第7天，患者突发病情变化，出现失语、右侧面瘫以及右上肢无力。

患者转入ICU，行头颅CT及实验室检查。血钠水平为120mmol/L。CT示左颞叶脑出血（图15.2），由于患者预防性使用了依诺肝素，给予鱼精蛋白逆转。中心静脉置管输注高渗盐水。患者病情稳定后，复查头颅CTA明确颅内出血原因。

问题

1. 外伤时行血管成像检查的指征是什么？
2. 首先应该考虑哪种影像学检查？
3. 哪些是创伤性颅内脑血管损伤的常见部位？

评估和计划

相比钝性伤，颅内脑血管损伤更常见于穿透伤。与本例患者类似，钝性伤中的脑血管损伤通常发生在血管位于骨折部位附近，或从固定位置（如颞骨中的颈动脉管）过渡到更易移动位置（如颅内）的地方。脑血管损伤也可见于沿硬脑膜边缘走行的血管（大脑镰下疝时的大脑前动脉损伤），这可能与创伤导致动脉与位置相对固定的硬脑膜之间出现移位有关[1]。颅内钝性脑血管损伤的确切发生率尚不明确。创伤性假性动脉瘤十分罕见，占颅内动脉瘤的比例不到1%[1]。但其发病率和死亡率高达50%[1]。因此，在严重颅底骨折的患者中，如本病例，谨慎的做法是行血管成像检查来评估是否存在与创伤相关的血管夹层或假性动脉瘤。

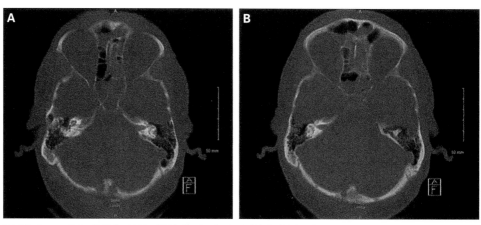

图 15.1 CT 显示筛骨和左颞骨骨折（A），额窦和筛板骨折（B）

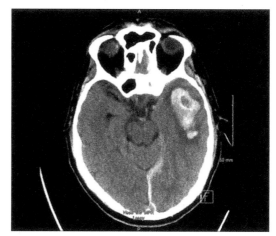

图 15.2 CT 显示左侧颞叶大量出血。基底池无明显蛛网膜下腔出血

这能够早期识别血管损伤，并提供早期干预的可能性。

CTA、MR 血管成像（MRA）和数字减影血管造影（DSA）都可用于评估脑血管。DSA 是金标准，但为一种有创检查，并非所有创伤患者都适用。CTA 检查相对快速，可以运用于最初的创伤评估中。CTA 检查需要静脉注射造影剂，对于静脉注射造影剂过敏或肾功能差的患者，MRA 可能是更好的选择。MRA 检查通常需要耗费更长的时间，创伤患者可能无法长时间平躺直到检查结束。

本病例最初的 CTA 显示左后交通动脉瘤，由于动脉瘤较小，外形呈浆果状，且不在创伤性动脉瘤的常见部位，因此认为是一个偶发动脉瘤。第二次 CTA 检查在颞叶出血后进行，发现大小为 12mm 的迟发性左侧脑膜中动脉假性动脉瘤（图 15.3）。

问题

1. 假性动脉瘤恰当的治疗方式是什么？

2. 是否所有的颅底骨折病例都应进行血管成像的复查？

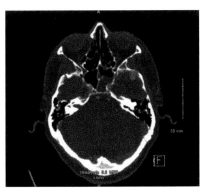

图 15.3　CT 血管造影显示左侧颞骨骨折处脑膜中动脉假性动脉瘤

诊断精要

· 钝性头部外伤导致颅底骨折与脑血管损伤发生率较高有关。所有颅底骨折的外伤患者都应行 CTA、MRA 或 DSA 脑血管成像检查。
· 脑血管损伤最常见的部位是血管相对固定段到移动段移行点或从固定结构至易受压区。

临床决策

颅内脑血管损伤的原因可基于不同的潜在病理基础，包括血管夹层（通常是较大的血管），局部血管损伤导致管壁薄弱处隆起形成真性动脉瘤，或者形成瘤壁极薄或已出现血管破裂仅靠血栓或纤维反应维持的假性动脉瘤，未损伤的血管与该区域之间的血流连续。

血管夹层时，潜在风险包括栓塞或形成导致动脉破裂的假性动脉瘤。通常情况下，动脉夹层抗血小板或抗凝药物治疗，以减少栓塞中风的风险。推荐定期复查影像学检查以评估血管的变化情况。

如果有创伤性动脉瘤或假性动脉瘤破裂，则需要积极治疗。治疗方式的选择取决于多种因素，如患者的状况、动脉瘤的位置和大小等。如果破裂的血管不能通过介入或外科方法重建，那么最终的治疗可能包括血管牺牲。如果假性动脉瘤很小且没有破裂，则可以使用抗血小板或抗凝药物治疗，并在短时间内复查影像学检查，以评估病变的进展或变化。当然，只有在无抗血小板或抗凝治疗全身禁忌证的情况下，才可运用这种治疗方法。其目的在于尽量减少与假性动脉瘤相关的栓塞并发症。在后续的影像学检查中，如发现病变进展，通常提示需要采用更积极的（外科或介入）治疗方式。

创伤性假性动脉瘤的自然病史并不理想。1975 年，Fleischer 等报道采用保守治疗的外伤性假性动脉瘤患者死亡率为 41%。与此相比，手术治疗患者死亡率为 18%[2]。创伤性假性动脉瘤破裂的平均时间为 2~3 周[2]。因此，如果可能，应采用更积极的治疗方式，尤其是对于较大的病变或已经出血的病变，治疗的目的是将假性动脉瘤排出于血液循环之外。创伤性假性动脉瘤治疗方法包括开颅夹闭、动脉瘤切除或包裹（根据血管大小和位置，可能需搭桥手术）或介入治疗。

介入技术如弹簧圈栓塞、支架辅助弹簧圈栓塞、血管牺牲或血流导向装置都是可行的[1, 3]。治疗的选择取决于患者因素和动脉瘤因素。对于病情较重且不能耐受长时间麻醉的患者或开颅手术难以处理的动脉瘤，介入治疗可能是更好的选择。而对于颅内出血量大，需要在清除血肿的同时修复血管损伤的患者，开颅手术可能是更好的选择。由于外伤性假性动脉瘤病例较为罕见，目前尚无能指导治疗的临床研究。

考虑到该患者的假性动脉瘤位于颈外动脉系统且合并颞叶血肿，即行开颅手术牺牲破裂血管和清除血肿。颞叶血肿清除可减轻局部占位效应并改善患者神经功能预后。

问题

1. 颅内脑血管损伤的治疗方法有哪些？
2. 有哪些因素支持采用更积极的方式治疗假性动脉瘤？

外科手术

患者行左侧翼点入路开颅手术清除左侧颞叶血肿并治疗脑膜中动脉动脉瘤。

患者仰卧位，Mayfield头架固定头部，头向右偏。弧线形切口自颧骨根部（耳屏前1cm）到中线止于发际内。切开头皮及颞肌筋膜形成肌皮瓣并翻向前部。颅骨钻3个孔，一个位于关键孔，一个位于中颅窝底，一个位于后部。骨孔之间以铣刀铣开形成游离骨瓣。移除骨瓣显露脑膜中动脉（MMA），于棘孔处识别并分离该血管予以结扎。

C形剪开硬脑膜，清除血肿并反复冲洗血肿腔。严密缝合硬脑膜，还纳骨瓣，逐层缝合头皮。

治疗精要

· 脑血管损伤的治疗策略包括药物治疗，介入治疗以及开颅手术治疗。
· 钝性脑血管损伤的药物治疗包括抗血小板和抗凝药物的使用。没有证据表明二者在预防栓塞并发症的效果方面存在差异。
· 药物治疗通常适用于病变小、不合并颅内出血的患者和/或无手术或介入治疗条件的地方。
· 如果行药物治疗，应进行密切影像学随访以评估疾病进展情况。

核心要点

· 颅底骨折患者应接受颅内血管成像检查（CTA、MRA、DSA）。
· 创伤性脑损伤患者出现迟发性神经功能下降应考虑存在脑血管损伤。

> · 脑血管损伤的治疗包括介入治疗、开颅手术和抗血小板/抗凝治疗。治疗方式的选择取决于损伤相关因素及患者相关因素。在严密观察随访下，较轻的外伤可采取保守治疗，有症状的外伤需要采取更积极的治疗。

术后处理

患者术后在 ICU 监护 24h。其右上肢肌力基本恢复，但失语症仍然存在。术后第 1 天复查脑血管 DSA，未发现残余动脉瘤。术后第 1 天即进行语言治疗。术后 19 天出院转康复中心治疗时唯一的缺陷是说话缓慢费力。术后 2 个月患者从康复中心出院，肌力恢复正常，遗留非常轻微的感觉性失语。术后 4~6 周，复查 CTA 评估动脉瘤，未见复发。

颅内脑血管损伤患者可以服用阿司匹林，以降低栓塞的风险。但由于损伤血管是颈外循环的一部分，故本例患者未服用。

并发症及处理

颅底骨折的主要并发症是血管夹层或假性动脉瘤。颅底骨折的外伤患者初次就诊时应考虑行 CTA 检查。少数情况下，脑血管损伤最初是隐匿性的，并可能表现为迟发性。当头部外伤的患者在症状初步改善后再次出现神经系统症状体征的变化时，应高度怀疑颅内出血和迟发性假性动脉瘤。

> **并发症精要**
> · 当钝性头部外伤患者出现延迟性神经功能下降时，应考虑迟发性假性动脉瘤形成。
> · 手术或介入治疗假性动脉瘤可能需要牺牲血管。

证据和转归

尚无随机对照研究评估创伤性颅内脑血管损伤或创伤性假性动脉瘤患者的自然病史、治疗或预后。也没有强有力的证据支持推迟血管造影或阿司匹林的使用对创伤性假性动脉瘤患者有任何益处或可能改变预后[4]。

参考文献

[1] Larson PS, Reisner A, Morassutti DJ, Abdulhadi B, Harpring JE. Traumatic intracranial aneurysms. Neurosurg Focus. 2000;8(1):e4.

[2] Fleischer AS, Patton JM, Tindall GT. Cerebral aneurysms of traumatic origin. Surgical Neurol.1975;4(2):233–239.

[3] Cohen JE, Gomori JM, Segal R, et al. Results of endovascular treatment of traumatic intracranial aneurysms. Neurosurgery. 2008;63(3):476–485; discussion,85–86.

[4] Carney N, Totten AM, O'Reilly C, et al. Guidelines for the management of severe traumatic brain injury, fourth edition. Neurosurgery. 2017;80(1):6–15.

第十六章 创伤性癫痫发作

Sara Hefton

李 扩 梁 晨 郭世文 / 译

病例介绍

患者，71岁，男性，酗酒。晨起时家人发现其在楼梯底部。家人未听见摔倒声且前晚10时还有过交谈。急救人员现场查体示患者呼唤或刺痛不能睁眼、不能发声，左侧肢体屈曲、右侧肢体伸直［格拉斯哥昏迷量表（GCS）评分6分］。双侧瞳孔不等大，左侧瞳孔直径6mm，无对光反应，右侧瞳孔直径3mm，对光反应灵敏。急行气管插管后送往医院。

问题

1. 早期创伤性癫痫发作与晚期创伤性癫痫发作有什么区别？
2. 该患者早期创伤性癫痫发作的危险因素是什么？
3. 该患者晚期创伤性癫痫发作的危险因素是什么？

评估和计划

2013年，美国创伤性脑损伤（TBI）急诊就诊数达250万人次，其中28.2万人次住院。癫痫发作是TBI的主要并发症，发生率为5%~12%，随着TBI严重程度的增加，癫痫发作的可能性也增加。创伤性癫痫发作（PTS）通过增加脑代谢需求，加重缺氧，增加颅内压（ICP）并引起持续的神经元损伤，使颅脑创伤后继发性脑损伤加重，导致急诊住院治疗变得更为复杂。伤后7天内发生的癫痫是早期PTS，包括在撞击或受伤时发生的癫痫，也称为即发性癫痫。在严重TBI中，高达25%的早期PTS是亚临床性的，仅在EEG上可检测到，且高达10%的患者发展为癫痫持续状态。原发伤7天后出现的PTS为晚期PTS。PTS可以是全身性、局灶性或继发局灶的全身性发作，在最初24h内发生的癫痫更可能是全身性的，而ICU患者的癫痫发作则更可能是非惊厥性的，是继发局灶的全身性发作。反复出现的迟发PTS即为创伤后癫痫（PTE）。TBI作为癫痫病因占癫痫患者的5%。尽管所有罹患颅脑外伤的患者都有发生癫痫的风险，但其在某些特定人群和情况中更容易发生。早期PTS更易发生于≤65岁、伤后即刻癫痫发作、慢性酒精中毒、初始GCS评分≤10分、创伤后遗忘持续30min以上、穿透性颅脑损伤、颅内出血（硬脑膜下血肿、硬膜外血肿和脑内血肿或脑挫伤）、线性或凹陷性颅骨骨折患者。此外，儿童尤其是7岁以下的儿童出现早期PTS的风险显著增加。65岁以上的严重颅脑外伤、遗忘时间超过24h、颅内出血、皮质或皮质下多发挫伤、早期创伤性癫痫发作、手术等更易导致晚期 PTS。晚期 PTS 经常反复出现，高达 86% 的患者在 2 年内发展成 PTE，在一些严重 TBI 患者中，发生 PTS 的风险比伤后超过 20 年的人群要高。军人 PTE 的发病率比平民更高。

本例患者急诊 CT 扫描显示左侧巨大硬膜下血肿并中线移位。遂给予苯妥英钠预防癫痫发作。减压手术后，拔除气管插管，患者仅出现轻度的右侧肢体无力以及麻醉后吐字困难。伤后第 2 天，患者表现为从起初右脸抽搐，蔓延到右臂，进而发展为全身强直阵挛性癫痫发作。检验其血中苯妥英钠水平较低，遂增加药物的维持剂量。

诊断精要

· 认识早期和晚期 PTS 的危险因素至关重要。

· 早期 PTS 更有可能发生在 65 岁以下的患者和儿童中，尤其是 7 岁以下的儿童。当患者有伤后即刻癫痫发作、慢性酒精中毒、初始 GCS 评分 10 分或更低、创伤后遗忘持续 30min 以上、穿透性颅脑损伤、颅内出血（硬膜下血肿、硬膜外血肿和脑内血肿和 / 或脑挫伤）、颅骨线性或凹陷性骨折时，更易发生早期 PTS。

· 晚期 PTS 更可能发生在年龄 65 岁以上、重型颅脑外伤（GCS 评分 ≤ 8 分）、早期 PTS、遗忘期超过 24h、颅内出血、皮质或皮质下多发挫伤和 / 或手术的患者中。

· 癫痫发作可根据发作的时间和患者的病情而有所不同，可能是全身性、局灶性或局灶后继发全身性发作。

· 在最初 24h 内的癫痫发作更可能是全身性的。

· 重症监护病房的患者更有可能出现非惊厥性发作或继发局灶的全身性发作。

· 应进行包括 CT 或 MRI 在内的神经影像学检查，以确定潜在的癫痫灶。

· 轻型 TBI 患者脑电图可能表现为皮层兴奋性高，但无须改变治疗方案。昏迷或病情变化的患者进行连续脑电图监测有助于诊断亚临床性癫痫发作或癫痫持续状态。

问题

1. 预防早期 PTS 最合适的药物是什么？
2. 哪些患者应该预防性使用抗癫痫药物（AED）？
3. 预防性使用 AED 应当持续多长时间？

临床决策

TBI 患者应进行 CT 或 MRI 检查。神经影像学检查可用于了解癫痫的潜在病灶。MRI 可以发现有可能是致痫灶的更细微的含铁血黄素沉积。虽然常规脑电图上的癫痫样异常放电可能提示潜在癫痫灶的存在，但脑电图结果并不能改变未昏迷的 TBI 患者的治疗方案。然而，对中度至重度 TBI 患者，脑电图检查可以用来明确癫痫持续状态是否为昏迷的原因。高达 10% 的 TBI 患者出现癫痫持续状态，且高达 25% 的患者为亚临床性癫痫发作。在这些患者中，连续脑电图可用于诊断和监测正在进行的治疗效果。如果患者有不典型的癫痫症状，则视频或动态脑电图可用于确定异常症状是否为癫痫。TBI 幸存者有精神性痫样发作的报道。2017 年脑外伤基金会重症 TBI 治疗指南建议预防性使用苯妥英钠 1 周；通常将该建议的适用范围扩展至较轻的 TBI 和具有早期 PTS 危险因素的患者。磷苯妥英钠常用来替代苯妥英钠。指南的建议是基于一项随机对照试验（RCT），该试验比较了安慰剂和苯妥英钠静脉注射 20mg/kg 和持续维持剂量，以达到 10~20 μg/mL 的目标血药浓度水平。每周检查 1~3 次血药浓度，以确定其治疗剂量范围。该研究显示能降低早期 PTS，但对晚期 PTS 无影响。亚组分析表明，伤后 1 个月，使用苯妥英钠的重型 TBI 患者的神经认知能力下降，但在伤后 1 年不再有差别。使用苯妥英钠的其他问题包括：可能需要反复多次测试血清药物水平、较窄的治疗窗、药物相互作用以及包括低血压和 Stevens-Johnson 综合征在内的严重副作用。由于这些问题，研究者进一步评估了替代的抗癫痫药物的功效和耐受性。一项基于 6 项队列研究和一项低质量随机对照试验进行的 Meta 分析表明，使用苯妥英钠或左乙拉西坦的患者，其早期 PTS 发生率相似。左乙拉西坦的使用方案为：起始负荷剂量 20mg/kg 或 1000mg/d，或不给予负荷剂量；维持剂量每次 500mg 或 1000mg，每天 2 次。尽管该证据不足以促使临床指南的变更，但左乙拉西坦有时可用于预防 TBI 后的癫痫发作。评估苯妥英钠、丙戊酸、左乙拉西坦、卡马西平和苯巴比妥的研究都未显示出对晚期 PTS 的预防作用。

尽管对苯妥英钠的使用进行了优化，但在本病例中，癫痫发作后患者的精神状态并未恢复到基线水平。连续脑电图监测显示持续性左额叶癫痫样放电，逐渐演变为局灶性癫痫发作、继发全身性发作、癫痫持续状态。

问题

1. 治疗癫痫持续状态的一线药物是什么？

2. TBI 患者癫痫持续状态的发生率是多少？亚临床性癫痫发作的频率多高？

外科手术

手术或神经外科手术不应影响预防性使用 AED 的给药时机。如"临床决策"部分所述，应对合适的患者尽早使用 AED 预防。对于没有癫痫持续状态的癫痫患者，麻醉和手术并不是禁忌。对急诊手术患者应在术前控制癫痫持续状态，以便通过持续的 EEG 监测来优化药物使用。即使在癫痫持续状态下也不应推迟急诊手术；适当的麻醉可以抑制发作，减少持续的神经元损伤。如"并发症及处理"部分所述，只有药物治疗无效的难治性癫痫持续状态才有必要通过手术切除癫痫灶。

治疗精要

· 所有重型 TBI 患者应预防性使用 AED 至少 1 周，对于有危险因素的轻度或中度 TBI 患者也应考虑使用。

· BTF 指南建议苯妥英钠 / 磷苯妥英钠作为 AED 预防药物；然而，有微弱数据支持左乙拉西坦作为替代药物。

· 创伤后癫痫持续状态应先用苯二氮䓬类药物治疗，优化或足量非镇静性 AED，必要时行气管插管并持续静脉输注二线抗癫痫药物。

核心要点

· 对于苏醒后长时间昏迷或精神状态改变的 TBI 患者应做脑电图以评估亚临床性癫痫发作。

· 晚期 PTS 患者因其罹患 PTE 的风险增加，受伤后 AED 治疗应持续数周至数月。

· 对于创伤后癫痫持续状态的患者若积极的药物治疗无效，表明需要手术治疗。

术后处理

对于 TBI 术后未恢复至术前的基线意识水平的患者，应通过连续 EEG 评估亚临床性癫痫发作。围手术期尚未清醒无法口服 AED 的患者应尽可能地使用静脉注射制剂，以最大限度地减少漏服或血药浓度增加的延迟，否则可能会增加癫痫发作的风险。如果患者未用 AED 的静脉制剂，且尚未清醒无法口服，则应临时通过肠内途径给予 AED。

并发症及处理

如果患者在 AED 预防的情况下仍出现癫痫发作，则应确保治疗药物达到有效血药浓度和 / 或单药治疗的最大剂量。癫痫临床发作后应持续使用 AED 数月。如果患者在最佳单药治疗状况下仍有发作，则加用静脉输注 AED 药物（丙戊酸钠、磷苯妥英钠、左乙拉西坦、苯巴比妥）可能有助于快速达到有效的治疗血药浓度。如果癫痫发作持续时间超过 5min，则应给予 4mg 劳拉西泮至最大剂量 0.1mg/kg。如果癫痫持续发作（与癫痫持续状态一致），则可能需要连续输注咪达唑仑或丙泊酚等二线药物，以抑制癫痫发作，这些药物只能用于气管插管患者。如果上述处理后癫痫持续状态仍未很好控制，则适合行神经外科手术去除导致癫痫的病因（例如硬膜外血肿或硬膜下血肿）。对于癫痫的长期治疗，应根据并发症的情况和药物代谢机制，合理选择适合患者的 AED，以控制药物的相互作用与副作用。

给予本例患者 0.1mg/kg、总量 4mg 的劳拉西泮，并给予足量的左乙拉西坦；但均未能改善其脑电图表现。于是重新给予气管插管，并开始连续输注咪达唑仑，直至脑电图显示癫痫发作抑制。咪达唑仑持续输注维持 24h，癫痫得到控制，但停用后，癫痫发作再现。影像学复查显示左侧额叶硬膜下血肿复发。再次行硬膜下血肿清除术后，术后脑电图痫样放电得以改善。停用咪达唑仑，精神状态也得到改善。拔除气管插管后，改用左乙拉西坦和苯妥英钠双药联合治疗，最终出院行康复治疗。

并发症精要

· 晚期 PTS 患者发展为 PTE 的风险很高。
· 选择癫痫药物时应考虑其副作用。例如：相比苯妥英钠或丙戊酸而言，左乙拉西坦更适用于肝功能衰竭患者。
· 癫痫发作患者有致残的风险，并可能因此而丧失其社会、经济以及出行的独立性。

证据和转归

PTE 的进展是影响 TBI 患者预后的重要原因，甚至足以改变其生活质量。早期 PTS 是晚期 PTS 的危险因素；然而，早期 PTS 是否是 PTE 的独立危险因素目前仍存在争议。晚期 PTS 是 PTE 的危险因素，86% 的原发晚期 PTS 患者可再次出现癫痫发作。硬膜下血肿是导致癫痫发作的危险因素。由于晚期 PTS 首次出现后复发率高，因此在首次癫痫发作后应谨慎开始使用 AED。癫痫发作的频率可预测 PTE 的总体严重程度；TBI 后第 1 年癫痫发作较多的患者，其后续发生癫痫的可能性很大，不太可能获得癫痫发作缓解。然而，在某些人群中，癫痫缓解率可达到 25%~40%。与没有 PTE 的 TBI 患者相比，PTE 与更高的医疗及护理花费相关，并且是影响 TBI 患者预后的重要原因。PTE 患者的功能和心理康复预后较差，并需要辅助才可出行。癫痫患者为了自己和他人的安全需要停止驾驶。某些活动，包括游泳、做饭和照看孩子，可能会使患者或他人处于危险之中。有些患者可能不再能够从事以前的工作，需要再培训和 / 或残疾援助。针对 PTE 患者的预后进行进一步研究是十分必要的。

拓展阅读

[1]　Carney N, Totten AM, O'Reilly C, et al. Guidelines for the management of severe traumatic brain injury, fourth edition. Neurosurgery. 2017;80(1):6–15. doi:10.1227/ NEU.0000000000001432.

[2] Glauser T, Shinnar S, Gloss D, et al. Evidence-based guideline: Treatment of convulsive status epilepticus in children and adults: Report of the Guideline Committee of the American Epilepsy Society. Epilepsy Curr. 2016;16(1):48–61. doi:10.5698/1535-7597-16.1.48.

[3] Lowenstein DH. Epilepsy after head injury: An overview. Epilepsia. 2009;50 Suppl 2:4–9. doi:10.1111/j.1528-1167.2008.02004.x.

[4] Torbic H, Forni AA, Anger KE, Degrado JR, Greenwood BC. Use of antiepileptics for seizure prophylaxis after traumatic brain injury. Am J Health Syst Pharm. 2013;70(9):759–766. doi:10.2146/ajhp120203.

[5] Zimmermann LL, Diaz-Arrastia R, Vespa PM. Seizures and the role of anticonvulsants after traumatic brain injury. Neurosurg Clin N Am. 2016;27(4):499–508. doi:10.1016/j.nec.2016.06.001.

第十七章　额窦骨折的评估和治疗

Geoffrey Peitz, Mark A. Miller, Gregory W. J. Hawryluk, Ramesh Grandhi

廉民学　祁　磊　郭世文 / 译

病例介绍

　　患者，18 岁，男性，从秋千上跌落后前额触地，随后由救护车送至急诊室。患者诉剧烈头痛和面部疼痛，否认面部麻木、视力模糊、复视。既往史无特殊，无手术和过敏史。体格检查，患者眶周和前额部可见瘀斑、肿胀，伴鼻出血。反应稍迟钝，颅神经检查无异常。实验室检查结果无异常。头颅 CT 平扫示颅底骨折延伸至额窦前、后壁，伴有硬膜下血肿和少量蛛网膜下腔出血（图 17.1）。

问题

1. 对此患者进行评估的第一步是什么？

2. 除了头颅 CT 平扫外，还有哪些适宜的影像学检查？

3. 关于患者的鼻漏还需要了解哪些信息？

评估和计划

　　头部创伤患者的初始处理包括：高级创伤生命支持（ATLS）、气道管理、必要的复苏。引起血流动力学不稳定的原因，如活动性出血，应妥善处理。引起额窦骨折所需的力在 800~2200 磅（1 磅 ≈ 4.45N）之间[1]，因此患者经常伴有创伤性脑损伤（TBI）。应采取适当的措施，如颅内压（ICP）监测，逐步处理颅内压

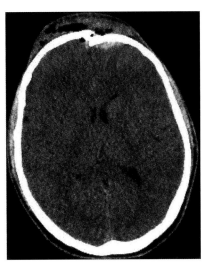

图 17.1　轴位头颅 CT 平扫显示额窦骨折伴硬膜外血肿和外伤性蛛网膜下腔出血

升高的情况。

对于血流动力学和神经系统稳定的患者，进行轴位、矢状位、冠状位的薄层颌面 CT 重建，以进一步评估面部和颅骨骨折。就额窦而言，评估额窦的前壁、后壁和鼻额管非常重要。鼻额管将额窦黏膜的分泌物引流到中鼻道。鼻额管位于额窦内侧底，如果阻塞，窦内可发生脓肿或黏液囊肿。轴位和矢状位 CT 图像可用于评估前壁、后壁的移位。冠状位 CT 图像可用于评估窦底的完整性，某些情况下，还可用于评估鼻额管（NFOT）。NFOT 梗阻的影像学标准包括：窦底骨折、内侧前壁（筛窦壁）骨折，以及位于鼻额管的骨折片[2]。然而，要在手术中确定是否有鼻额管阻塞，通常需要在额窦注入荧光染料，然后直接用鼻镜或鼻内镜在中鼻道寻找是否有染料流出。

此外，确定患者是否有脑脊液漏也很关键。在分泌物化验检查中，由于血液和黏膜分泌物的混入，会使鉴别其是否为脑脊液很困难。一项系统回顾发现，晕轮实验和流出物中葡萄糖、氯化物定量检验，对于判断是否为脑脊液是不可靠的，而 β2- 转铁蛋白的存在是最可靠的脑脊液指标[3]。β2- 转铁蛋白仅存在于脑脊液和眼球的房水中，通过电泳检测 β2- 转铁蛋白，如果呈阳性，在排除眼球损伤后，即可确定为脑脊液漏[4]。然而，β2- 转铁蛋白检测需要 1~3 天，所以必须依赖临床检查来立即确定脑脊液漏。

本例患者颌面部 CT 示右侧 LeFort II 型骨折、左侧 LeFort III 型骨折、额窦粉碎性骨折，累及前后壁（图 17.2）。双侧鼻腔的液体在数小时内干燥，没有进一步脑脊液漏的迹象。

问题

1. 哪些影像学检查提示，额窦骨折需要行切开复位内固定？

2. 哪些情况下应该将额窦颅骨化？

3. 额窦骨折保守治疗的患者，是否需要复查影像学检查和随访复诊？

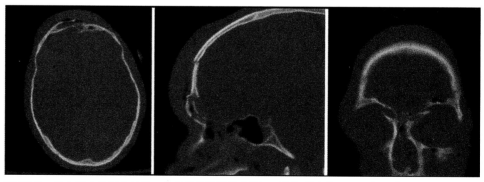

图 17.2 从左至右分别为轴位、矢状位和冠状位头颅 CT 平扫骨窗像显示，额窦前后壁移位，窦底骨折

诊断精要

· 额窦骨折常伴有鼻眶筛的骨折，应请相关专科评估，以确定适当的治疗方法。

· 高达 25% 的额窦骨折可伴有眼部损伤，因此需行全面的眼科检查。

· 识别持续性脑脊液漏至关重要，因为它是额窦骨折手术治疗的最有力指征。

· 儿童额窦在 2~8 岁之间气化，一直持续到青春期气化完全。

临床决策

是否需要手术治疗额窦骨折取决于额窦骨折的位置（即前壁、后壁或两者皆有）、骨折移位（即至少为骨厚度的 1 倍定义为移位）和鼻额管的状态（开放或阻塞）[5-9]。伴外观畸形的前壁骨折常常为了美观而复位固定[10]。明显移位的后侧壁骨折通常需要手术来缓解额部脑组织受压，同时修复硬脑膜损伤。应用这些概念治疗额窦骨折的流程如图 17.3 所示。即使在没有骨折移位的情况下，鼻额管阻塞也可以作为额窦颅化的指征，或者在某些情况下，当只有前壁骨折时，也可以作为额窦闭塞的指征。如果有前壁骨折移位，但术中显示鼻额管开放，则可以在不开颅或不开放额窦的情况下重建额窦。

非手术治疗额窦骨折的患者需要临床检查和影像学检查脑脊液漏、黏液囊肿

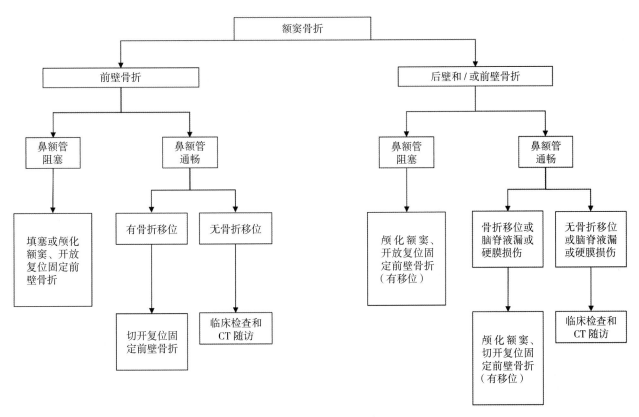

图 17.3　额窦骨折处理方法流程图。相关因素有：骨折移位、鼻额管阻塞等

或感染的变化情况。尽管随访时间各不相同，但伤后 3 个月、6 个月、1 年的门诊复查及颌面 CT 检查较为合理[11]。

本例患者 CT 显示有额窦骨折，伴前、后壁移位，同时符合鼻额管阻塞的征象，即窦底、内侧前壁骨折。神经外科医生和口腔颌面外科医生联合手术行前壁切开复位、内固定和额窦颅化手术。

问题

1. 什么类型的切口适合单纯额窦前壁的修复和额窦的颅化？
2. 额窦颅化需要哪些步骤？
3. 可以用什么来封闭颅化的额窦？

外科手术

额窦骨折的修复手术，应用气管插管全身麻醉，同时建立 2 条静脉通路。患者仰卧位，枕下安置头枕固定妥当。沿切口或整个前额头皮备皮。头皮和面部用氯己定或碘伏消毒准备。为避免角膜受到物理或化学损伤，必要时可缝合眼睑来保护角膜。大腿也应无菌消毒铺巾，以便术中取自体阔筋膜用于移植。

对于前额广泛皮肤裂伤的患者，可以利用皮肤裂伤作为手术切口进入额窦。然而，如果皮肤撕裂伤较小或裂伤位置不佳，需要修复骨折，则需要重新做切口。因远离面部，冠状切口较理想，大多数患者切口位于发际线以后[7, 8]。此外，冠状切口可以暴露和取用颅骨骨膜。如图 17.4 所示，本例患者采用冠状切

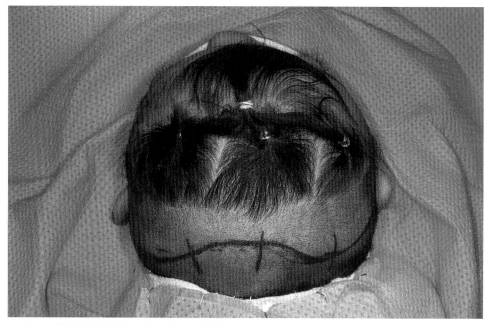

图 17.4 额窦骨折手术铺巾和冠状切口的照片

口。切开皮肤后，可以用手术刀或单极电刀分离帽状腱膜下层。皮瓣翻向颅底，颅骨骨膜翻起后保留其颅底附着处。

如果只是前壁骨折移位，骨折片可以用颅骨连接片固定。如果后壁骨折移位或不确定有无鼻额管阻塞，神经外科医生进行双额开颅术（图 17.5）。高速电钻在矢状窦的两侧钻孔。然后，使用脑膜剥离子将硬脑膜与颅骨内壁分离，以连接骨孔。或者先用磨钻在矢状窦上方骨质磨出骨槽，再用高速铣刀开颅，侧方到颞上线，前方到眶缘切开额骨。如果已有的骨折尚无法使骨瓣游离，则用高速钻头和铣刀在眶上方切开额骨。注意使用脑膜剥离子或骨膜剥离子将硬脑膜与颅骨内板分离，然后取下骨瓣。任何的前壁骨折碎片都可在此时移除，并在适当位置固定在骨瓣上以恢复轮廓（图 17.6）。

如存在脑脊液漏，术中仔细检查硬脑膜可发现其来源。单纯硬膜撕裂伤可以修复，而复杂的硬膜撕裂伤可能需要用胶原补片或骨膜来修复。脑脊液引流可以减少脑脊液漏持续或复发的风险，利于硬脑膜修复愈合。对于没有颅内占位病变或实质性脑水肿的患者，可以通过腰大池引流安全完成。然而，对于外伤性脑损伤和脑水肿或挫伤的患者，可以在术中进行脑室外引流（EVD）。该例患者有2cm的硬膜撕裂伤，修复后用合成硬膜密封胶覆盖。术中影像引导下进行右额脑室外引流。

接下来评估鼻额管。如果对鼻额管是否阻塞有疑问，可将荧光素或亚甲蓝等有色液体注射到额窦。观察中鼻道或鼻咽部液体是否通畅。如果有明显的鼻额管阻塞或未见有色液体，则额窦是无功能的。如果后壁完整，额窦黏膜应予以清

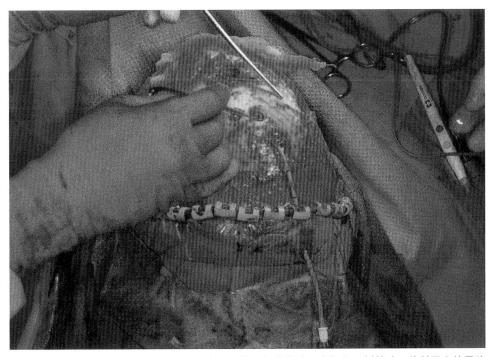

图 17.5　患者额窦骨折术中照片。冠状皮瓣，转移颅骨骨膜，在额窦两侧钻孔。外科医生使用脑膜剥离子将硬脑膜与颅骨内板分离

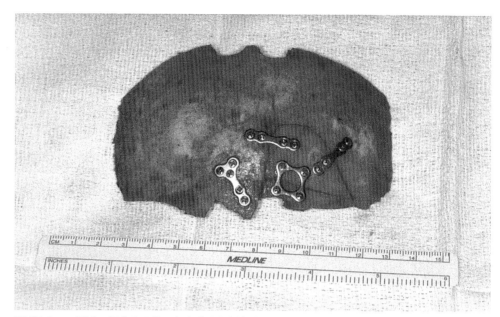

图17.6 双额瓣开颅术中照片。额窦前壁骨折复位后，用0.3mm厚的钛连接片固定

除；如果后壁不完整，额窦应进行颅化处理。剥去额窦内黏膜，封闭额窦，窦内填充脂肪、颞肌、筋膜或碎骨片。最后，用开颅时保留的颅骨骨膜封闭额窦。此外，如果无完整可用的颅骨骨膜，可使用人工移植物。纤维蛋白胶也可作为移植物以确保其密封。这一过程将颅骨与外部环境分隔开。

一旦鼻额管无功能，如有必要，对额窦闭塞或行颅化手术。钛网（厚度0.3mm）也可以用来替换颅骨骨瓣，注意钛板下缘与眼眶上缘匹配。大部空间可以用分离的骨瓣或钛网覆盖。如图17.7所示，通常情况下，皮下放置引流管，有时也在还纳骨瓣前放置硬膜下引流管。如果颞肌从颞上线剥离，可先在肌肉下方用颅骨连接片固定颅骨，然后用缝线将颞肌缝在已经放置的连接片上固定。最后，重新对合头皮皮瓣；用2-0薇乔可吸收缝合线缝合筋膜，用缝合钉或缝合线缝合皮肤（图17.8）。

核心要点

· 若术中发现额窦前壁移位，但鼻额管通畅，则应复位并固定前壁以恢复轮廓，但无须行额窦开颅。
· 如果术中发现鼻额管阻塞，则应开颅或封闭额窦。重建鼻额管引流的尝试容易失败。
· 术前或术中发现有脑脊液漏，应在术中探查硬脑膜并修复硬脑膜撕裂伤。在一些病例中，当硬脑膜修复愈合时，需行脑脊液引流术以降低脑脊液漏复发的风险。

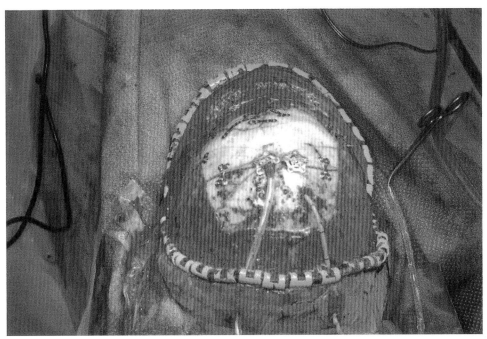

图 17.7　额窦骨折患者术中照片。骨瓣被还纳，脑室外引流和硬膜外引流另行通过切口引流

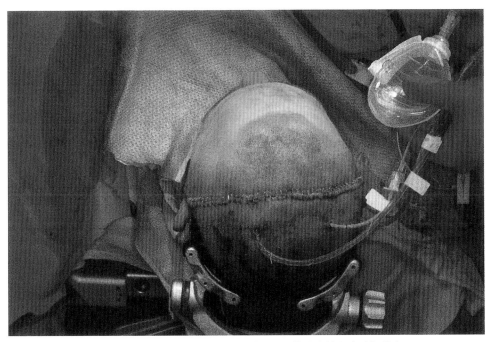

图 17.8　额窦骨折患者术中照片。头皮已用 2-0 薇乔可吸收缝合线和皮肤钉缝合

治疗精要

· 外伤性额窦损伤的手术干预是基于:（a）骨折的位置,（b）骨折的移位
程度,（c）鼻额管的状态。持续性脑脊液漏也是手术治疗的重要指征。

- 对于未接受手术的患者，须进行临床及影像学随访，以检查是否有感染并发症、脑脊液漏或发生黏液囊肿 / 黏液脓肿。
- 冠状切口是修复额窦骨折的最佳入路。它的位置远离额头和发际线，该切口利于美观，可获取骨膜用于封闭额窦、修补外伤性脑脊液漏。
- EVD 或腰大池引流等脑脊液引流，对硬膜损伤的患者是一种有价值的辅助方法，可减少术后持续脑脊液漏或复发的可能。
- 鼻额管开放和额窦后壁的完整性是决定行额窦闭塞还是额窦颅化的关键因素；无论如何，额窦内的黏膜必须剥离。鼻窦表面也需要钻孔，因为隐藏在骨缝中的鼻窦组织可以再生。

术后处理

术后可复查头颅和 / 或颌面 CT 以评估额窦修复情况，并作为基线资料。患者应严格执行预防脑脊液漏的措施：避免使用吸管、剧烈活动、弯腰、擤鼻等动作。如果有脑室外引流管或腰大池引流管，应在术后 3~5 天拔除，这取决于硬膜修复的安全性。前额缝线应在术后 5 天拆除，头皮钉应在术后 10~14 天拆除。拆线后 6 周、3 个月、6 个月行颌面部 CT 随访，术后每年监测可能发生的并发症，有的并发症可能数年后才发生 [7, 8, 11-13]。

本例患者术前已通过气管内插管（ETT）通气，因此术后保留 ETT。术后第 1 天，如果患者精神状态和呼吸状况良好，拔出气管插管。留置的脑室外引流管，术后在中脑高度平面引流 3 天，然后夹闭。夹闭 24h 后，没有脑脊液漏的迹象，拔出引流管。由于患者有严重的额叶脑挫裂伤，因此额窦骨折修复后需进行早期康复治疗。术后 14 天，在康复中心拆除冠状切口头皮钉。术后 6 周复诊，恢复良好，无脑脊液漏、黏液囊肿或感染等临床症状，头部 CT 显示颅内积气、额窦开颅、鼻附窦通气改善。

并发症及处理

急性并发症包括脑脊液漏和感染，从软组织和鼻窦感染到颅内感染，包括脑膜炎或脑脓肿。脑脊液漏可通过卧床、抬高床头、脑脊液外引流等初步处理。在某些病例中，需要再手术来识别硬脑膜缺损并修复。未能愈合的脑脊液漏将可能导致脑膜炎。

任何皮肤深部的感染迹象都应行 MRI 平扫或增强评估。若患者出现精神状态改变，但无明显的颅内脓肿，应留取脑脊液标本，并进行葡萄糖、蛋白质、细胞计数、细菌培养等实验室检查。浅表软组织感染或脑膜炎可单纯全身应用抗生素治疗，但鼻窦、骨、脑脓肿或局部积脓，则需再次手术进行冲洗和清创。

远期的并发症包括黏液囊肿或黏液脓肿、额骨外观畸形、内植物突出或外露。黏液囊肿是由于一个无功能的额窦未能清除或颅化所有的额窦黏膜。黏液脓肿是最令人担忧的并发症，因为它们可以发生在损伤后数年，可向颅内扩展并导致脑脓肿。黏液囊肿和黏液脓肿必须通过手术切除，以防止侵蚀颅骨和向颅内扩展，额窦必须适当颅化，以防止复发。随着肿胀消退和切口重塑，如果骨折片不能正确对位，可能会导致外观轮廓变形，而连接片等硬体可能在皮下触及或外露可见。暴露在外的内植物必须移除，某些情况下，还必须进行局部组织重建，甚至使用软组织皮瓣覆盖开放区域。手术翻修也可能是必要的，以改善疼痛或突出内植物外观轮廓畸形。

并发症精要

- 早期和亚急性并发症有脑脊液漏和包括从软组织、鼻窦感染到颅内感染（含脑膜炎和脑脓肿）的感染。
- 长期并发症包括黏液囊肿、黏液脓肿、额骨外观畸形、内植物突出或外露。
  - 黏液囊肿可能是由于无功能的额窦未能颅化或未能清除所有的额窦黏膜。
  - 黏液脓肿是最令人担忧的晚期并发症，其向颅内扩张，可导致脑脓肿。
- 黏液囊肿和黏液脓肿必须通过手术切除，以防止侵蚀颅骨、侵及颅内，额窦必须适当颅化，以防复发。

证据和转归

文献所述的治疗策略有相当大的差异性，特别是关于保留额窦、颅化额窦还是封闭额窦。不幸的是，许多额窦骨折治疗的证据是回顾性的。Rodriguez 等（2008）进行的一项大型回顾性研究，纳入了 857 例额窦骨折患者，其中 504 例接受了手术治疗[9]。发现无鼻额管损伤的患者未见严重并发症（如脑脊液漏、脓肿、鼻窦炎、脑膜炎、黏液囊肿、持续性气颅）。有鼻额管损伤但行额窦颅化或封闭额窦的患者，出现并发症的比例最低。Pollock 等（2013）对 154 例患者进行了回顾性研究，发现额窦骨折手术并发症较低（约 6%），其中 34 例额窦颅化[14]。额窦颅化手术的并发症发生率与其他手术相同，并发症少的原因可能是由于彻底的黏膜清除和鼻额管闭塞，以及避免无血管填塞材料。总体而言，数据显示鼻额管损伤患者的并发症更严重，但适当正确地处理鼻额管、额窦颅化，可减少并发症发生。

有作者提出经鼻内镜保留额窦的术式治疗额窦骨折，包括那些有鼻额管阻塞的患者。耳鼻喉科文献报道，一项系统回顾和一项前瞻性的研究已经证明，这种方法在那些入选的没有脑脊液漏的患者中，是安全有效的[15, 16]。据报道，内镜治疗的优点包括较少的美容问题、疼痛和切口感染发生率。保留额窦的好处是防止由颅化的额窦或闭塞的额窦再上皮化形成黏液囊肿或黏液脓肿。随着技术的进步，额窦骨折的治疗策略也在不断发展。

参考文献

[1] Doonquah L, Brown P, Mullings W. Management of frontal sinus fractures. Oral Maxillofac Surg Clin North Am. 2012;24(2):265–274, ix. doi:10.1016/j.coms.2012.01.008.

[2] Stanwix MG, Nam AJ, Manson PN, Mirvis S, Rodriguez ED. Critical computed tomographic diagnostic criteria for frontal sinus fractures. J Oral Maxillofac Surg. 2010;68(11):2714–2722. doi:10.1016/j.joms.2010.05.019.

[3] Oakley GM, Alt JA, Schlosser RJ, Harvey RJ, Orlandi RR. Diagnosis of cerebrospinal fluid rhinorrhea: An evidence-based review with recommendations. Int Forum Allergy Rhinol. 2016;6(1):8–16. doi:10.1002/alr.21637.

[4] Tripathi RC, Millard CB, Tripathi BJ, Noronha A. Tau fraction of transferrin is present in human aqueous humor and is not unique to cerebrospinal fluid. Experimental Eye Research. 1990;50(5):541–547. doi:10.1016/0014-4835(90)90043-T.

[5] Oh J-W, Kim S-H, Whang K. Traumatic cerebrospinal fluid leak: Diagnosis and management. Korean J Neurotrauma. 2017;13(2):63. doi:10.13004/kjnt.2017.13.2.63.

[6] Mathias T, Levy J, Fatakia A, McCoul ED. Contemporary approach to the diagnosis and management of cerebrospinal fluid rhinorrhea. Ochsner J. 2016;16(2):136–142.

[7] Bitonti, David A., Gentile, Michael A., Respondek, Amy M. Management of frontal sinus fractures. In Kademani D, Tiwana P, eds. Atlas of Oral and Maxillofacial Surgery- E-Book. Amsterdam: Elsevier Health Sciences; 2015:816–828.

[8] Fattahi, Tirbod. Management of frontal sinus fractures. In Marciani RD, ed. Oral and Maxillofacial Surgery: Trauma, Surgical Pathology, Temporomandibular Disorders. Philadelphia: Saunders/Elsevier; 2009:256–269.

[9] Rodriguez ED, Stanwix MG, Nam AJ, et al. Twenty-six–year experience treating frontal sinus fractures: A novel algorithm based on anatomical fracture pattern and failure of conventional techniques. Plast Reconstruct Surg. 2008;122(6):1850–1866. doi:10.1097/PRS.0b013e31818d58ba.

[10] Delaney SW. Treatment strategies for frontal sinus anterior table fractures and contour deformities. J Plast, Reconstruct Aesthet Surg. 2016;69(8):1037–1045. doi:10.1016/j.bjps.2016.06.006.

[11] Patel SA, Berens AM, Devarajan K, Whipple ME, Moe KS. Evaluation of a minimally disruptive treatment protocol for frontal sinus fractures. JAMA Facial Plast Surg. 2017;19(3):225. doi:10.1001/jamafacial.2016.1769.

[12] Mundinger G, Borsuk D, Okhah Z, et al. Antibiotics and facial fractures: Evidence-based recommendations compared with experience-based practice. Craniomaxillofac Trauma Reconstruct. 2014;08(01):064–078. doi:10.1055/s-0034-1378187.

[13] Koudstaal MJ, van der Wal KGH, Bijvoet HWC, Vincent AJPE, Poublon RMI. Post-trauma mucocele formation in the frontal sinus: A rationale of follow-up. Int J Oral Maxillofac Surg. 2004;33(8):751–754. doi:10.1016/j.ijom.2004.01.019.

[14] Pollock RA, Hill JL, Davenport DL, Snow DC, Vasconez HC. Cranialization in a cohort of 154 consecutive patients with frontal sinus fractures (1987–2007): Review and update of a compelling procedure in the selected patient. Ann Plast Surg. 2013;71(1):54–59. doi:10.1097/SAP.0b013e3182468198.

[15] Grayson JW, Jeyarajan H, Illing EA, Cho D-Y, Riley KO, Woodworth BA. Changing the surgical dogma in frontal sinus trauma: Transnasal endoscopic repair: Endoscopic repair of frontal sinus trauma. Int Forum Allergy Rhinol. 2017;7(5):441–449. doi:10.1002/alr.21897.

[16] Carter KB, Poetker DM, Rhee JS. Sinus preservation management for frontal sinus fractures in the endoscopic sinus surgery era: A systematic review. Craniomaxillofac Trauma Reconstr. 2010;3(3):141–149. doi:10.1055/s-0030-1262957.

第十八章　穿通性脑损伤

Zachary L. Hickman, Konstantinos Margetis

车红民　祁　磊　郭世文 / 译

病例介绍

患者，20 岁，男性。因双相情感障碍从精神病院出院后，头部受枪伤（射钉枪自杀），被救护车送至急诊室。入院检查：反应灵敏，能言语，遵从命令，轻度意识障碍（GCS 评分 14 分），轻度左侧旋前肌漂移征阳性。右额顶外侧有一小伤口，可见钉子末端，伤口未见脑组织或脑脊液外溢。未见伤口出道。未见其他损伤及其他已知病史。

问题

1. 穿通性脑损伤（PBI）后的初始复苏步骤有哪些？

2. 初始如何选择最合适的影像学检查？

3. 后续该进行哪种影像学检查？

评估和计划

PBI 可能由弹道（例如子弹、弹片）或非弹道（例如刀、钉枪）引起。本章将侧重于低速或非弹道所致 PBI 的治疗，枪伤或其他高速弹道 PBI 将在第十九章讨论。然而，一些基本原则包括初始创伤复苏、脑血管相关损伤、创伤性癫痫发作（PTS）风险和感染，在两大类 PBI 中都很常见。

非弹道 PBI 的动能较低，往往比高速弹道所致 PBI 预后更好，高速弹道将大量动能传递到周围脑组织，造成暂时性和永久性损伤腔隙。然而，非弹道 PBI 患者仍然面临着特定损伤和并发症的重大风险，这些都必须考虑。

同钝性颅脑外伤和弹道 PBI 一样，非弹道 PBI 患者的初始复苏应该按照创伤复苏的常规 "ABC" 原则进行。需特别注意血流动力学状态和神经系统检查，包括 GCS 评分、瞳孔和其他脑干反射，以及任何可能提示有占位性的偏侧性体征等，例如扩张的实质内或脑外血肿。脑脊液或脑实质可能从颅骨的入口或出口处外溢。此外，在某些 PBI 病例中，致伤物可能露出颅骨（如刀、鱼叉枪）。这种情况下，初始复苏后和移动患者之前（例如影像学检查），建议先稳定致伤物，以防致伤物意外移动或脱出（图 18.1）。在致伤物底部垫上一卷纱布或填充物，并用胶带加固，即可达到稳定效果。个别病例可能需要小心切割或修剪致伤物的颅外部分，以确保患者 CT 扫描过程安全摆位。只有在绝对必要的情况下，才采取这种做法，并且要非常小心，避免致伤物颅内部分的任何移动。最后，在某些

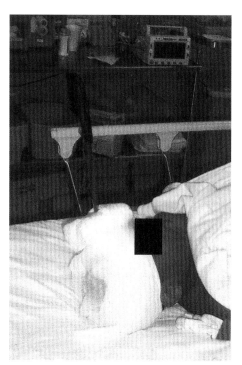

图 18.1 术前照片显示患者于转运和行影像学检查之前，用纱布卷和胶带暂时稳定了穿通致伤物

非意外的 PBI 情况下，有价值的法医证据（如指纹）可能会出现在致伤物暴露部分（如刺伤的刀柄），通过暴露端塑料袋封套，并用橡皮筋固定，或用浸渍碘的切口巾（如 Loban）小心覆盖致伤物，保存时可避免污染。

为快速获得检查结果，影像学检查首选头部 CT 平扫。CT 平扫能够清楚显示穿透物所致伤道、颅内损伤情况、颅内压（ICP）升高的影像学证据以及颅内存留异物。金属物体密度高，成像显示可见特异性的条纹伪影；而木质物则显示为空气样密度。如果发生严重的缺氧损伤也可见特异性的条纹。

当穿通伤道穿过或接近颅内主要动脉或静脉血管时，建议行脑血管成像，如 CT 动脉造影 / 静脉成像（CTA/CTV）或脑血管造影。CTA/CTV 可快速评估，可与初始头部 CT 平扫同时进行；然而，残留的颅内金属异物条纹伪影可能会影响其诊断的准确性。基于导管的血管造影不太受条纹伪影影响，并在必要时可提供血管内治疗机会，如有必要可以采用，但如果用于初始筛查，可能会延误相关占位性病变或 ICP 升高的紧急手术治疗时机。

颅脑 MRI 在 PBI 的紧急情况下应用有限，通常在有铁磁异物的情况下禁止使用，因为磁场可能导致铁磁物体移位或加热，从而导致直接损伤或热损伤。

诊断精要
· 复苏后的重点神经检查（包括 GCS、瞳孔反应和其他脑干反射是否存在）对弹道和非弹道 PBI 的诊断和治疗均至关重要。

- 损伤的严重程度和神经功能恢复的可能性。神经系统检查和及时处理的提高，如纠正低血压、缺氧或轻度过度换气和高渗治疗以降低颅内压升高，有助于救治重要神经功能的 PBI 患者识别。
- 需要快速处理的脑疝迹象。检查发现单侧 / 双侧瞳孔散大或库欣反应（心动过缓和高血压）提示 ICP 升高及脑疝形成。在急诊行头部影像学检查过程中可采取经验性临时措施（例如：轻度过度换气、高渗治疗）。
- 快速头部 CT 平扫对于确诊 PBI 和评估损伤严重程度至关重要。预后不良的表现包括双侧损伤、丘脑 / 脑干损伤或横跨第三脑室水平中线或致命区域（鞍背上方约 4cm）的损伤，以及早期缺氧性脑损伤。
  - 其他穿透致伤物。在头部 CT 影像中观察到其他颅内穿透物（例如：射钉枪中的多枚钉子）或穿通伤道（例如：刀伤创道）并不少见，这些在最初的体检中未发现。
- 建议在初次行头部 CT 时筛查 CTA/CTV，以评估可能由非弹道所致 PBI 中直接穿通性损伤引起的脑血管损伤。

本例患者 CT 影像显示两枚钉子进入颅骨右侧额顶区，其尖端刚好穿过中线（图 18.2）。查体可见第 1 枚钉子的末端，而第 2 枚钉子完全进入颅内，直到影像学检查完成后才发现（图 18.3）。

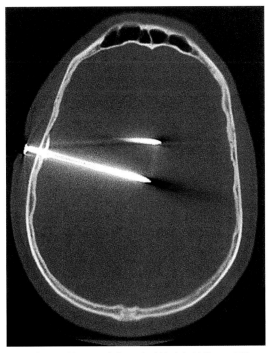

图 18.2 1 例射钉枪自伤患者（男性，20 岁）入院时的头部轴位 CT 平扫

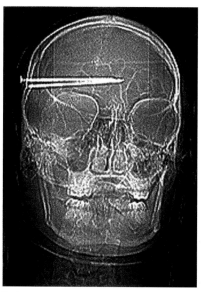

图 18.3 患者的正位头颅 X 线片，显示 2 枚钉子从右侧额顶部外侧穿入

　　没有相关颅内血肿（ICH）或其他异物。高度怀疑脑血管损伤，行 CTA 以助手术计划。结果未见血管损伤，不排除条纹伪影导致的影响（图 18.4）。

问题

1. 这些影像学结果如何影响患者的治疗？

2. 本病例中颅内哪些血管最容易受损伤？

3. PBI 后应常规进行的两种预防性治疗是什么？

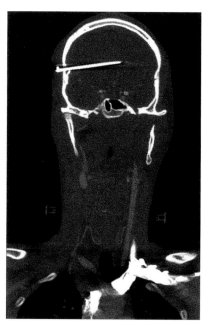

图 18.4 患者入院时冠状位 CT 血管造影图显示其中 1 枚钉子靠近右侧大脑中动脉（MCA）和大脑前动脉（ACA），但未见明显血管损伤

临床决策

PBI 诊断后的最初决策重点在于，患者是否具有潜在可挽救的神经功能。高速弹道 PBI 患者，神经系统检查结果差（GCS 评分 3~5 分，双侧瞳孔无反应），尽管积极治疗，远期预后不佳。而非弹道 PBI 患者神经系统往往有很大的恢复机会，预后相对较好。神经系统检查不理想情况下进行积极干预的适应证包括可清除的占位性病变或其他可治疗的病理状态［例如：脑室内出血引起的急性脑积水（IVH）、局灶性 / 弥漫性肿胀引起的颅内压升高］及相对较少的预后不良的影像学结果。考虑到早期复苏时预测远期预后的难度，以及对有可能挽救的患者进行快速干预的必要性，通常建议在影像学未显示明显致命损伤时进行积极干预。

来自小或低速物体的 PBI，如刺伤或气枪子弹伤，可能不会引起相应占位或严重脑水肿。这种情况下，外科治疗主要是通过冲洗、有限的清创、硬膜修复和伤口闭合来减轻感染并发症。某些情况下，如果致伤物本身不突出颅骨（例如：刀刃已不存在的刺伤）或致伤物较小且不易手术探查（例如：深在的气枪子弹），则可考虑在床旁冲洗和封闭伤口。然而，多数情况下，致伤物本身可能是占位效应的源头或者与外界相通，因此需手术谨慎清除。穿透性异物（如刀、箭）不应盲目移除，应在开颅或颅骨切除术后直视下移除。

昏迷（GCS 评分 ≤ 8 分）且在复苏后神经功能没有迅速改善的患者，应行 ICP 监测。脑室穿刺外引流术是 ICP 监测置入的金标准，因为它可行治疗性脑脊液引流。如果不存在脑积水，可以考虑采用脑实质内光学纤维 ICP 监护探头。PBI 后颅内压升高和维持足够的脑灌注压（CPP）与钝性重型颅脑损伤（sTBI）的处理原则相同。

本例患者有相对可靠的神经学检查和影像学结果，预后良好。

问题

1. 适合该患者的外科治疗是什么？
2. 如果术前影像涉及颅内血管，取出穿通致伤物时应采取什么措施预防出血并发症？

外科手术

大多数情况下，低速或非弹道 PBI 的患者神经系统检查稳定，没有可清除的占位性病变、弥漫性水肿或 ICP 升高的征象，患者血流动力学尚稳定，如有必要可行急诊手术清除穿透物，进行有限的浅表清创、硬脑膜修复、闭合伤口以降低感染风险。对伴有占位效应、脑水肿或颅内压升高的严重 PBI 患者，如果认为患者可以挽救，建议急诊行去骨瓣减压术（DC）。在尚不清楚患者是否有可挽救的神经功能的情况下，原则上首先处理颅内压升高，如果患者通过这些措施显示神经功能改善，则采取明确的手术治疗是合理的。预料到术中可能发生严重大出血，应立即提供足够数量的血液制品和止血剂。当致伤物或弹道轨迹穿过或靠近已知血管结构时最容易发生这种情况。浓缩红细胞悬液（PRBC）、新鲜冰冻血浆（FFP）、冷沉淀和血小板应根据医院大量输血方案（MTP）进行优先排序并按相应比例提供。

如果 PBI 没有明显的颅内占位效应或弥漫性脑水肿需要紧急减压，应计划行开颅手术或颅骨切除术清除突出的或浅在穿透物，并建议行局部清创术、硬脑膜修复、闭合伤口以降低感染的风险。头皮切口应根据手术目的和开颅或颅骨切除术计划而定制。可能的情况下，切口不应与伤道入口合并，以避免潜在的伤口愈合问题，通常伤口边缘要修剪切除。理想情况下，伤口入口应该清创并分开缝合。小伤口例外，允许充分切除失活组织并与计划的切口结合，无张力闭合。

大多数情况下，以颅骨伤道入口为中心进行开颅或颅骨切除术，以足够去清除存留异物、清创、止血和硬脑膜修复。伤口附近所累及颅骨或骨碎片最好丢弃，以减少术后感染风险。一般选择伤口入口周围较宽的区域，以便能充分观察到致伤物及周围脑组织，有助于对颅内受伤血管的近远端进行处理。应该在移除致伤物之前确定入路，以防止无法控制的动脉或静脉出血。应预先准备临时同侧颈动脉阻断，以便从近端控制 Willis 环主要动脉的损伤。在这类病例中，术中脑血管造影显得尤为重要。

清创术包括冲洗、轻轻抽吸，以及用镊子小心地取出大的浅表骨碎片和异物，应注意避免受深部碎片或异物的吸引而不断"追逐"，因为这样会增加周围脑组织的损伤，并有出血并发症的风险，而在减少感染或长期癫痫发作等并发症方面并无意义。大多数幕上 PBI 病例需要止血并进行硬脑膜修补，简单硬脑膜修补已经足够。只有当损伤涉及额窦、乳突气房或幕下时，才需要进行水密性封闭，因为所有这些部位都容易发生术后脑脊液漏。可以通过自体筋膜（如：颅骨骨膜、阔筋膜等）或同种异体物（如：牛心包等）移植。自体筋膜应在距离伤口较远的部位获取，以免组织受到污染。与其他同种异体材料相比，钛网具有抗感染的固有特性，多数情况下推荐其用于颅骨修补术。伤口闭合时应确保伤口边缘得到充分清创，切除失活组织，并达到无张力闭合。整形手术有助于复杂伤口的愈合。

根据损伤部位不同，去骨瓣减压术（DC）可以是单侧或双侧（双额），对于伴有占位性病变、脑水肿和颅内压升高且对药物治疗无反应的严重 PBI 患者，首选 DC。这在高速弹道伤中更为常见，例如头部枪伤，在第十九章中将对此进行详细讨论。

PBI 可能导致创伤性颅内假性动脉瘤，其修复难度大。通常最好的选择是血管内治疗。如果有活动性出血，需要开颅术或颅骨切除术直接修复，选择包括临时近端血管阻断，然后直接用动脉瘤夹或血管夹夹闭或结扎修复，必要时，可牺牲远端血管。

硬脑膜静脉窦损伤可通过在损伤部位留置骨岛，以缝合硬脑膜控制硬膜外出血。如果需要结扎静脉窦，上矢状窦前 1/3 和非优势侧横窦或乙状窦通常不会引起不良并发症。或者应用可吸收止血海绵、填塞纤维蛋白胶或密封剂，出血一般会停止。通常应避免试图从硬脑膜静脉窦损伤中取出骨片或异物，因其可能出现难以控制的大出血风险。某些情况下，损伤可能导致部分窦闭塞，易导致静脉窦血栓形成和颅内压升高。由于 PBI 术后对静脉窦血栓的抗凝治疗是固有的危险因素，因此可能需要直接修复静脉窦。可通过临时闭塞静脉窦，继而通过自体硬膜移植、肌肉块或颞肌筋膜来修复静脉窦损伤。常见方法是选取损伤部位附近硬脑膜，将其呈叶片状翻折并缝补伤处。使用纤维蛋白胶或密封剂有助于加强修复。

本案例中，患者急诊行右额开颅术，广泛暴露穿通钉子周围。术前 CTA 显示无血管损伤，但在移除钉子前建立近、远端血管控制，以防发生大出血。直视下小心拔出钉子，对局部脑组织进行表面清创和止血，封闭硬脑膜，切除伤口入口处的颅骨，然后以钛网修补颅骨缺损，切口按常规缝合，进钉伤口清创闭合。

治疗精要

· 神经系统检查良好且不需要紧急减压和去除占位的患者，多数情况下应进行手术以去除突出或暴露的异物、浅层清创、硬脑膜修复、闭合伤口，以降低发生脑脊液漏和感染的风险。
· 致伤物必须直视下清除。如果确定或怀疑有脑血管损伤，建议扩大暴露范围以便近、远端血管的控制。术中神经血管内治疗可能有助于减轻难以直接控制的近端血管出血。
· 对于神经功能可挽救的患者，应迅速进行减压手术并清除占位性病变，以控制 ICP 升高并预防脑疝形成，提高生存率，改善脑功能预后。昏迷 PBI 患者（GCS 评分 ≤ 8 分）应按照与钝性 sTBI 类似原则对 ICP/CPP 进行监测和处理。
· PBI 后应常规预防癫痫，以降低发生早期 PTS 的风险。
· 大多数神经外科医生提倡 PBI 后积极地经验性应用广谱抗生素预防。

核心要点

· 术中发生急性脑水肿应采取其他措施最大限度地减压并降低 ICP，包括扩大颅骨切除手术、抬高头部、轻度过度换气、高渗脱水、放置脑室外引流，必要时进行部分额叶或颞叶切除术。
· 应迅速控制受伤脑血管所致的大出血，以防止弥散性血管内凝血（DIC）、凝血障碍和出血。如果需要直接进行血管阻断，应立即提供适当的设备和仪器，包括手术显微镜和动脉瘤夹。手术计划时应考虑到可疑损伤血管的近、远端控制。
· 应预判术中大失血，并在遇到这种情况时启动医院 MTP。凝血因子和血小板的替代治疗对预防 DIC 至关重要。如果发生凝血障碍，可使用凝血酶原复合物浓缩物（PCC）或氨甲环酸（TXA）等辅助用药。

术后处理

PBI 患者应预防性使用抗生素治疗，以减少被污染异物感染的风险。具体抗生素和治疗时间存在争议；某些方案中，治疗时间最长可延长至 6 周。我们主张至少 5~7 天的经验性广谱抗生素治疗，通常是联合静脉注射万古霉素、头孢吡肟、甲硝唑。已有证据证明，局部万古霉素粉剂的使用可降低多种类型择期颅脑和脊柱术后感染风险，可以考虑作为 PBI 手术期间的辅助药物，以预防局部感染。

抗癫痫药（AED）应在 PBI 之后服用，并持续至少 7 天，以减少早期 PTS 的发生。关于治疗持续时间仍存在争议，钝性 sTBI 指南推断表明，为期 7 天疗程可能已经足够。然而，PBI 后迟发性癫痫和创伤性癫痫的发病率较高，加上新型抗癫痫药较轻的不良反应，导致了延长抗癫痫药的用药趋势。

应进行连续影像学检查评估颅内病变如出血、水肿、颅内脓肿形成和创伤后迟发脑积水的演变进展或治疗。

如果高度怀疑脑血管损伤，但初始血管成像检查阴性，应考虑 PBI 后 7~10 天复查 CTA 或脑血管造影，以发现迟发的假性动脉瘤、动脉夹层、静脉窦血栓或动静脉瘘（图 18.5）。这些可能需要血管内治疗或开放手术治疗（如：假性动脉瘤、动静脉瘘）或需要抗血栓药物治疗（如：夹层、静脉窦血栓形成）。

严重 PBI 后，应遵循 sTBI 的 ICP/CPP 处理原则，并逐步进行治疗。

并发症及处理

众所周知，感染是 PBI 并发症，因残留被污染的异物、脑脊液漏、伤口愈合等问题所引起。颅内脓肿应迅速清创和引流。

脑积水可以表现为急性或延迟发生，特别在脑室内出血（IVH）。

脑血管损伤可导致迟发的颅内出血或梗死。这种情况下，行 CTA 或经导管脑血管造影明确诊断。

脑血管痉挛可继发于蛛网膜下腔出血或高速弹道空化冲击波。连续经颅多普

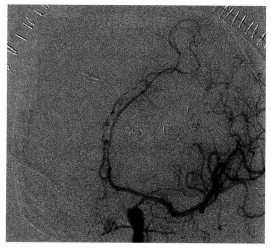

图 18.5 患者，24 岁。穿通性脑损伤 7 天后的脑血管造影，显示迟发的左侧胼缘动脉 2 个小的假性动脉瘤。该患者初次 CTA 筛查未显示血管损伤。2 个假性动脉瘤均经血管内栓塞治疗成功

勒超声检查和 CTA 有助于诊断血管痉挛并可在临床表现恶化之前及早开始治疗。

静脉窦血栓形成可导致 ICP 升高。

可发生迟发性脑脊液漏。早期脑脊液漏可通过侧脑室或腰大池引流处理。由于瘘管形成，迟发性脑脊液漏保守治疗效果不好，需内镜或开放手术修复。因高速弹道形成暂时空腔，脑脊液漏的部位可能因爆震机制而远离伤道入口或出口。

如果深部骨片或导弹碎片阻碍脑脊液流动，形成颅内脓肿，或因碎片移动导致额外迟发损伤，则可能需要尝试清除深部骨片或碎弹片。某些异物中的重金属（某些子弹中的铅）可能会导致迟发毒性，尽管这种情况非常罕见。

PBI 后创伤性癫痫发作（PTS）和癫痫并不少见。可能需要恢复抗癫痫药物治疗或延长给药时间。这种情况下应行脑电图检查和请神经科会诊是有益的。

并发症精要

· PBI 后，尤其是高速弹道，术后应持续积极对脑肿胀和 ICP/CPP 处理。

· 感染和癫痫发作在 PBI 后比较常见，应进行预防性治疗。

· 发生迟发性颅内脓肿应紧急处理，包括脓肿引流、清除受污染的碎骨片 / 弹片和冲洗伤口。

证据和转归

PBI 预后不良的预测因素包括：（1）年龄较大；（2）初始 GCS 评分（3~5 分）较低；（3）双侧瞳孔散大 / 固定；（4）低血压；（5）呼吸抑制；（6）凝血障碍；（7）自杀未遂；（8）高速弹道损伤；（9）穿通（"贯穿"）损伤；（10）脑室横跨伤；（11）脑室内或蛛网膜下腔出血；（12）基底池消失；（13）ICP 升高。

拓展阅读

[1] Guidelines for the management of penetrating brain injury. J Trauma. 2001 Aug;51(2)(Suppl):S1–S43.

[2] Prognosis in penetrating brain injury. J Trauma. 2001 Aug;51(2)(Suppl):S44–S86.

[3] Bodanapally UK, Saksobhavivat N, Shanmuganathan K, Aarabi B, Roy AK. Arterial injuries after penetrating brain injury in civilians: Risk factors on admission head computed tomography. J Neurosurg. 2015 Jan;122(1):219–226. http://www.ncbi.nlm.nih.gov/pubmed/25361486.

[4] Kazim SF, Shamim MS, Tahir MZ, Enam SA, Waheed S. Management of penetrating brain injury. J Emerg Trauma Shock. 2011 Jul;4(3):395–402. http://www.ncbi.nlm.nih.gov/pubmed/21887033.

第十九章　颅脑枪伤的治疗

Bizhan Aarabi

车红民　祁　磊　郭世文/译

病例介绍

　　患者，37 岁，女性，企图含枪自杀。1h 内被空运至创伤复苏室（TRU），口腔充满血凝块，予以镇静并气管插管。血压 140/90mmHg，脉搏 55 次 /min。昏迷（GCS 评分 5 分，运动评分 3 分）。左侧瞳孔直径 5mm，对光反射消失。右侧瞳孔直径 4mm，对光反射存在。右侧角膜反射存在，冷热刺激引起右眼同向凝视。疼痛刺激后右侧肢体无活动，左上肢强烈屈曲。

问题

1. 你的临床诊断是什么？

2. 哪种影像学检查最有助于治疗？

3. 影像学检查应注意哪些颅内腔室解剖区域？

4. 影像学检查和治疗的最佳时机是什么时间？

评估和计划

　　100 多年间，从第一次世界大战、第二次世界大战、朝鲜战争、越南战争，到中东和巴尔干地区冲突 [1-8]，颅脑枪伤（GSWH）已有治疗标准。GSWH 本质上是开放性损伤，处理不当，会引起脑深部感染。碎骨片或金属碎片存留（图 19.1B，D，E）是引起深部脑脓肿、硬膜下和硬膜外积脓或脑膜炎的主要原因 [9-11]。子弹进入颅腔时可能会穿过鼻附窦，进而侵犯蛛网膜下腔、脑室系统（图 19.1B，C，F）。大脑有一个巨大的血管结构，碎骨片或金属碎片横穿大脑组织会导致颅内血肿（ICH）（图 19.1E，F）和 / 或创伤性颅内动脉瘤（TICA）（图 19.2）[15-19]。是否需要担心微小骨折片残留（图 19.1A，B）[10, 20, 21]？修复被侵犯或撕裂的硬脑膜对防止脑脊液漏有什么重要意义（图 19.1B，C，D，F）[11, 12, 24, 25]？

诊断精要

· 微小子弹或残留骨片几乎无害，很少引起严重感染。

· 横穿额窦或筛窦碎骨片者需要仔细修复硬脑膜。

· 表浅大量残留的骨碎片需要清除 [9, 13, 14]

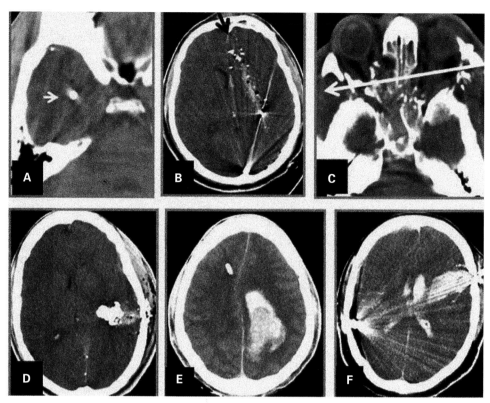

图 19.1 头部枪击伤可能的 6 个不同场景：（A）子弹穿透右侧颞鳞并存留脑内，而不引起颅内血肿和脑实质的破坏。（B）子弹穿透额骨、额窦和左侧半球，并最终留在左枕叶内，子弹伤道中存留骨片和金属碎片。（C）子弹进入左眼眶并穿过筛窦和颅底，最后从右眶壁射出。（D）左侧顶骨穿透性损伤伴大量存留骨片和脑组织破坏。（E）左顶骨穿透性脑损伤引起左顶叶颅内血肿。（F）子弹进入右额顶叶区，并经矢状轴和冠状平面进入中央灰质和脑室系统，最终通过左额骨穿出，造成穿通和致命性脑损伤，有脑实质和脑室内血肿

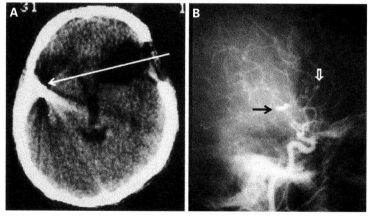

图 19.2 穿透性脑损伤，子弹穿透左翼点区域，最终被对侧颅骨内板阻挡，造成大脑前动脉（ACA）分支胼周动脉创伤性动脉瘤。术后 DSA 血管造影时发现动脉瘤

- 颅内血肿必须行 CTA 检查以排除 TICA。
- GCS 评分 3~5 分、瞳孔散大固定、矢状位或冠状位骨碎片横穿颅腔分腔的患者应行非手术治疗 [22, 23]。

问题

1. 临床和影像学检查结果如何影响手术计划？

2. 何时对该患者进行治疗最佳？

3. 处理开放性伤口、预防脑脊液漏和治疗 TICA 的最好的手术技术是什么？

神经外科医生处理 GSWH 的一些实际情况：（1）近 90% 的 GSWH 患者在现场死亡，因此我们必须尽可能通过早期伤口清创和修补脑脊液漏来挽救少数；（2）将残留有污染的碎骨片在清创过程中从创道表面清除；（3）血管损伤需及早修复，可通过血管内方法或手术治疗。

治疗精要

· 由于硬脑膜撕裂，应认真对待通过鼻附窦的开放性伤口。

· 神经外科医生、整形外科医生、口腔颌面外科医生和耳鼻喉科医生应共同参与，彻底修复头皮撕裂伤口和挫伤伤口，以防止脑脊液漏和脑膜炎。

· 矢状位、轴位或冠状位上碎片横穿大脑中动脉（MCA）和大脑前动脉（ACA）区域，伴或不伴 ICH 的患者，应进行 CTA 检查以排除多发动脉瘤。

· 穿越脑室的损伤尤其容易导致头皮脑脊液漏。

临床决策

外科手术

术前需要回顾影像学检查并注意以下信息：

1. 弹道路径穿过周围区域，还是中央灰质？

2. 颅骨是否有星状骨折（提示存在暂时性腔隙）？

3. MCA 或 ACA 附近是否有 ICH（提示可能有 TICA）？

4. 头皮是否有撕裂伤和浸渍污染？

5. 是否有大量脑组织破坏？

因小碎片损伤意识清楚的患者，若这些碎片与 ICH 无关或与主要血管结构不涉及，可行简单伤口清创术，而无须颅骨切除术或开颅手术（图 19.3）。经验证明，这些碎片是无菌的，不会引起脓肿，碎片很小，不需要清除。穿通性脑损伤的预后和治疗指南与该概念一致[26]。小碎片穿过 MCA 分支或靠近翼点伤道入口的小碎片的患者应接受 CTA 检查，以排除血管损伤。

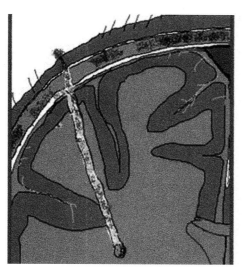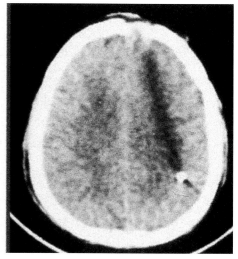

图 19.3 CT 影像和模式图显示穿过半卵圆中心的弹片，没有颅内血肿或明显脑皮层损伤

　　伴有严重脑组织损伤和残留骨碎片的切线性、穿透性或盲道性损伤患者，若有可能获得满意的救治结果，必须进行根治性手术 [26]。这些患者需要常规开颅手术，清除浅表碎骨片和挫碎的脑组织，移植硬脑膜并做头皮和硬脑膜水密缝合。应有相关外科团队参与治疗，包括整形外科，耳鼻喉科和口腔颌面外科医生（图 19.4）。清创术后，颅内压（ICP）监测（图 19.5）可提示是否需要进行去骨瓣减压术和硬膜减张修补术。

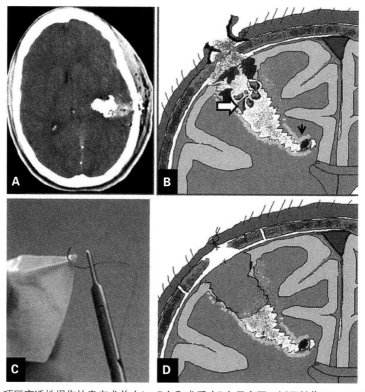

图 19.4 左顶区穿透性损伤的患者术前（A，B）和术后（D）示意图，以及轴位 CT。CT（A）和示意图（B）显示有大量残留的骨碎片。（C）显示植入物，（D）显示清创后硬脑膜和皮肤的完全水密性闭合

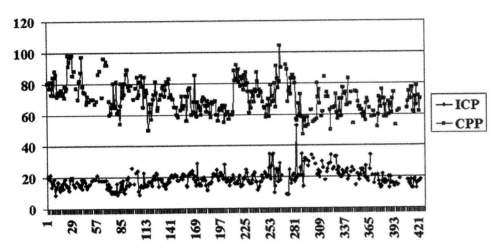

图 19.5 显示图 19.4 中首次清创术患者的术后至少 15 天内重症监护的颅内压（ICP）监测曲线。患者在第 10 天左右需要进行二次去骨瓣减压术，以控制 ICP

穿过额窦、筛窦和蝶窦或乳突气房的穿透性损伤患者，容易出现脑脊液漏和颅内深部感染，因而特别危险 [27-29]。图 19.6 描述了本章所述病例的临床过程。子弹穿透颅底部（图 19.6A，B）并穿破硬脑膜，穿过左额叶，撞击颅骨内板，并弹向顶后区（图 19.6A）。显示有急性硬膜下血肿且中线结构明显右移（图 19.6C）。由于穿透伤涉及 ACA 和 MCA 区域，即行 CTA 检查。CTA 检查（图 19.6A）未显示隐匿性的创伤性血管损伤。通过左侧额顶颞部开颅术，清除硬膜下血肿，修补1元硬币大小的硬脑膜缺损及硬脑膜减张缝合术（图 19.6D，E）[3, 30]。患者术后行 ICP 监测和最大限度地治疗。伤后 3 个月，患者进行了左侧额顶颞部颅骨修补术（图 19.6F）。入院 6 个月后，患者神志清醒、反应灵敏、左眼失明、右下肢远端轻度无力。

核心要点

- 如果不能独立完成头皮修复，常需要整形外科、口腔颌面外科和耳鼻喉科医生帮助。
- 做好颅底大面积硬脑膜撕裂修补的准备。
- 颅底伤口的脑脊液漏很难愈合，一般需要腰大池引流几天。
- 探查 ICH 必须有 CTA 检查。

术后处理

如果 GSWH 患者在住院第 1 周的治疗期间并发癫痫发作，则需要接受抗惊厥药物治疗 1 周以上。如果颅骨碎片受到污染，可使用同种异体植入物修补颅骨缺损。如果有新发脑脊液漏，需重新探查并修复。如果残留许多小的碎骨片，需在 4~6 周内进行 CT 检查对比以排除脓肿。

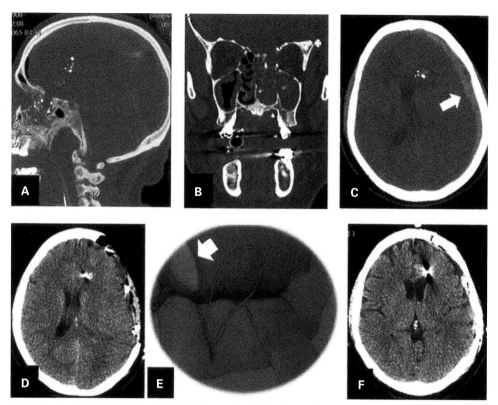

图 19.6 矢状位和冠状位 CT 骨窗扫描（A，B），轴位脑窗扫描（C，D，F），以及颅底示意图，显示硬脑膜的修复（E）。入院 CT 图像，显示子弹穿透左侧颅底和急性硬膜下血肿（A~C）。去骨瓣减压术后图示（D）。颅底硬脑膜修补（E）。颅骨成形术 3 个月后的 CT 扫描（F）

并发症精要

· 如果出现新的脑脊液漏和脑膜炎，需要再次修复硬脑膜损伤。

· 经过长期随访，近 50% 的 GSWH 患者存在癫痫，需要神经内科医生会诊和治疗。

· 迟发创伤性 ICH（DTICH）通常是由 TICA 引起的，必须通过 CTA 或 DSA 评估，并通过适当的血管内或外科手术处理。

参考文献

[1] Aarabi B. Surgical outcome in 435 patients who sustained missile head wounds during the Iran-Iraq War. Neurosurgery. Nov 1990;27(5):692–695; discussion,695.

[2] Ascroft P. Treatment of head wounds due to missiles. Analysis of 500 cases. Lancet (London, England). 1943;2:211–218.

[3] Bell RS, Mossop CM, Dirks MS, et al. Early decompressive craniectomy for severe penetrating and closed head injury during wartime. Neurosurg Focus. May 2010;28(5):E1.

[4] Carey ME, Young HF, Mathis JL. The neurosurgical treatment of craniocerebral missile wounds in Vietnam. Surg Gynecol Obstet. Sep 1972;135(3):386–389.

[5] Cushing H. A study of a series of wounds involving the brain and its enveloping structures. Br J Surg. 1918;5:558–684.

[6] Levi L, Linn S, Feinsod M. Penetrating craniocerebral injuries in civilians. Br J

Neurosurg.1991;5(3):241–247.

[7] Meirowsky AM, Harsh GR. The surgical management of cerebritis complicating penetrating wounds of the brain. J Neurosurg. Jul 1953;10(4):373–379.

[8] Vrankovic D, Hecimovic I, Splavski B, Dmitrovic B. Management of missile wounds of the cerebral dura mater: Experience with 69 cases. Neurochirurgia (Stuttg). Sep 1992;35(5):150–155.

[9] Aarabi B, Taghipour M, Alibaii E, Kamgarpour A. Central nervous system infections after military missile head wounds. Neurosurgery. Mar 1998;42(3):500–507; discussion 507-509.

[10] Carey ME, Young HF, Rish BL, Mathis JL. Follow-up study of 103 American soldiers who sustained a brain wound in Vietnam. J Neurosurg. Nov 1974;41(5):542–549.

[11] Meirowsky AM, Caveness WF, Dillon JD, et al. Cerebrospinal fluid fistulas complicating missile wounds of the brain. J Neurosurg. Jan 1981;54(1):44–48.

[12] Aarabi B. Causes of infections in penetrating head wounds in the Iran-Iraq War. Neurosurgery. Dec 1989;25(6):923–926.

[13] Campbell EH, Jr., Martin J. Cerebral fungus following penetrating wounds. Surgery. May 1946;19:748–755.

[14] Levi L, Borovich B, Guilburd JN, et al. Wartime neurosurgical experience in Lebanon, 1982-85. II: Closed craniocerebral injuries. Isr J Med Sci. Oct 1990;26(10):555–558.

[15] Aarabi B. Management of traumatic aneurysms caused by high-velocity missile head wounds. Neurosurg Clin N Am. Oct 1995;6(4):775–797.

[16] Amirjamshidi A, Abbassioun K, Rahmat H. Traumatic aneurysms and arteriovenous fistulas of the extracranial vessels in war injuries. Surg Neurol. Feb 2000;53(2):136–145.

[17] Bell RS, Vo AH, Roberts R, Wanebo J, Armonda RA. Wartime traumatic aneurysms: Acute presentation, diagnosis, and multimodal treatment of 64 craniocervical arterial injuries. Neurosurgery. Jan 2010;66(1):66–79; discussion79.

[18] Haddad FS, Haddad GF, Taha J. Traumatic intracranial aneurysms caused by missiles: Their presentation and management. Neurosurgery. Jan 1991;28(1):1–7.

[19] Jinkins JR, Dadsetan MR, Sener RN, Desai S, Williams RG. Value of acute-phase angiography in the detection of vascular injuries caused by gunshot wounds to the head: Analysis of 12 cases. Am J Roentgenol. Aug 1992;159(2):365–368.

[20] Aarabi B. Comparative study of bacteriological contamination between primary and secondary exploration of missile head wounds. Neurosurgery. Apr 1987;20(4):610–616.

[21] Carey ME. Learning from traditional combat mortality and morbidity data used in the evaluation of combat medical care. Mil Med. Jan 1987;152(1):6–13.

[22] Aarabi B, Tofighi B, Kufera J, et al. Predictors of outcome in civilian gunshot wounds to the head. Paper presented at the Annual Meeting of the Congress of Neurological Surgeons (CNS) 2013; San Francisco, CA,USA.

[23] Kaufman HH, Levy ML, Stone JL, et al. Patients with Glasgow Coma Scale scores 3, 4, 5 after gunshot wounds to the brain. Neurosurg Clin N Am. Oct 1995;6(4):701–714.

[24] Gonul E, Erdogan E, Tasar M, et al. Penetrating orbitocranial gunshot injuries. Surg Neurol.Jan 2005;63(1):24–30; discussion,31.

[25] Velanovich V. A meta-analysis of prophylactic antibiotics in head and neck surgery. PlastReconstr Surg. Mar 1991;87(3):429–434; discussion,435.

[26] Aarabi B, Alden B, Chesnut RM, al. e. Management and prognosis of penetrating brain injury. J Trauma. 2001;51(Suppl):S1–S85.

[27] Aarabi B, Leibrock LG. Neurosurgical approaches to cerebrospinal fluid rhinorrhea. ENT J.Jul 1992;71(7):300–305.

[28] Arendall RE, Meirowsky AM. Air sinus wounds: An analysis of 163 consecutive cases incurred in the Korean War, 1950–1952.Neurosurgery. Oct 1983;13(4):377–380.

[29] Cairns H. Injuries of the frontal and ethmoidal sinuses with special reference to cerebrospinal rhinorrhoea and aerocele. J Laryng. 1937;52.

[30] Cooper DJ, Rosenfeld JV, Murray L, et al. Decompressive craniectomy in diffuse traumatic brain injury. N Engl J Med. Apr 21 2011;364(16):1493–1502.

第二十章 复杂头皮裂伤的治疗

Thana N. Theofanis, Patrick Greaney
车红民　祁　磊　郭世文 / 译

病例介绍

患者，28 岁，男性，因颅骨枪伤来创伤科。据旁观者描述，他们听到枪声时，患者正驾车行驶在一辆小车附近，具体细节不详。

患者尚有呼吸，刺痛睁眼，言语含糊不清，难以理解，刺痛定位。

患者头颅 CT 如图 20.1 所示。右额可见伤道入口，左额可见伤道出口。子弹穿过颅骨卡在左上颌区域的皮下组织中。疝出的脑组织暴露在右额伤道入口处。

问题

1. 该患者如何分诊？格拉斯哥昏迷量表（GCS）评分是多少？应入住哪类病房？
2. 该患者的现病史和体格检查的关键点是什么？
3. 如果需要，应进行哪些影像学检查？
4. 诊断是什么？

评估和计划

对头皮裂伤的复杂性和治疗预后的理解取决于对头皮和颅盖骨解剖结构的深入认识，因此，我们将做简短复习。头皮由 5 层组织构成：包括皮肤、皮下脂肪、帽状腱膜、帽状腱膜下疏松结缔组织和颅骨骨膜。帽状腱膜向前延伸为额肌，向后延续为枕肌，并与颞顶筋膜在两侧相延续。头皮的血管供应由以下血管成对组成，包括滑车上动脉、眶上动脉、耳后动脉、枕动脉以及相应的引流静脉。滑车上动脉和眶上动脉起源于眼动脉（颈内动脉的第 1 个分支），其余均

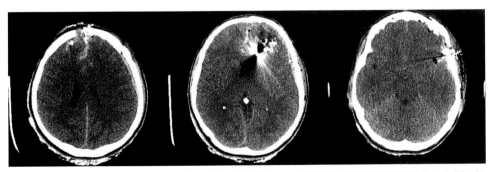

图 20.1　患者头部轴位 CT 平扫，头部右侧可见伤道入口，子弹横穿脑实质后射出并嵌入左侧上颌区的软组织中

为颈外动脉分支。头皮的神经分布包括以下几对神经：滑车上神经（V1）、眶上神经（V1）、颧颞神经（V2）、耳颞神经（V3）、枕小神经（C1~C3）、枕大神经（C2）。颅盖骨包括3层：外板、板障和内板。儿童在7岁左右颅骨发育完成。

手术医生应对复杂的头皮裂伤进行初步检查，包括周围组织和任何早期头皮伤口。患者应适当镇痛，以便能够很好地检查创伤情况。外科医生如需探查头皮伤口，应佩戴无菌手套，并小心处理受伤组织。此外，如果在手术部位因毛发无法看清继发损伤，应将伤口周围的毛发剃除。检查头皮伤口应在光线充足的环境中进行。伤口应用生理盐水充分冲洗，并用局部消毒剂，如碘伏或氯己定清洗。

由于头皮血供丰富，复杂裂伤有时会导致严重的失血，认识到这点非常重要。这种情况下，可使用头皮缝合器迅速闭合伤口或加压包扎头部以止血，直到患者情况稳定。不应遗漏基本的初级创伤筛查，复杂头皮裂伤的患者可能还有面部或身体其他部位的损伤。除非头皮裂伤与开放性／凹陷性颅骨骨折和其他潜在的脑外伤相关，否则通常不需要优先处理复杂头皮裂伤。

本例患者GCS评分9分，目前尚不符合明确的插管指征，但应认真观察是否有任何恶化迹象。这种情况下进行主要和次要创伤检查时，应使用湿敷料覆盖伤口。

诊断精要

· 头皮由5层组织组成，血供丰富，头皮裂伤可致大量失血。
· 对医生而言，至关重要的是检查、清创并暂时闭合或包扎，而不需要立即修复。如果可在床旁一期彻底修复，则临床医生应以丰富的手术经验、无菌技术，以及可控的方式关闭伤口。

临床决策

检查头皮裂伤时，外科医生应考虑诸多因素。首先，头皮裂伤的深度是部分还是全层？非全层的裂伤可在床旁简单以可吸收线或缝合器闭合伤口；或在某些情况下，偶尔也可以二期愈合。这给需要在手术室手术修复的高风险患者提供了一种优先选择。其次，要注意裂伤的形状及其在头皮的位置和血供方式。再次，必须考虑损伤机制：是创缘整齐的钝性穿通伤（如刀伤），还是患者持续遭受热烧伤或电灼伤导致大量组织失活？另外，在枪伤情况下，手术医生必须明确所有异物（即子弹碎片）的位置以及如何处理这些异物，如有可能，将其清除。

术前影像学检查至少应包括头颅CT平扫，通常不需MRI。可用多普勒超声评估潜在皮瓣的动脉供血情况，手术室应常规备有显微镜和显微器械，如果考虑到离体皮瓣，需要时可立即使用。

其他需考虑的重要因素还有，检查颅骨骨膜是否完整。颅骨骨膜是位于颅骨外的一层坚固的富含血管组织，某些情况下对修复至关重要。此外，如果有潜在颅骨骨折，可能需要神经外科医生协助进行开颅 / 颅骨切除术，并有可能行颅骨修补术，甚至探查其下的硬脑膜。如患者因全身其他创伤，病情危重，可在床旁先临时包扎复杂头皮裂伤伤口，待病情稳定后送手术室进行修复。

本章开头介绍的病例中患者的脑组织已外露疝出，需要紧急手术治疗。由于患者没有其他严重的全身复合伤，且血流动力学稳定，于是在患者到达创伤病房当晚即决定送往手术室手术。

问题

1. 需要简单一期缝合还是分期手术？

2. 如果存在潜在的颅骨骨折，该如何处理？需要进行开颅手术 / 颅骨切除术吗？

3. 如何应对硬脑膜损伤、脑脊液漏、涉及额窦的骨折 / 损伤、静脉窦损伤、血管损伤、脑实质挫伤？

外科手术

一般来说，头皮全层裂伤的患者应以某种方式行重建手术。复杂头皮裂伤的外科治疗包括：一期缝合、植皮、组织扩张、局部皮瓣、区域皮瓣和游离皮瓣。手术的主要目的是，最终实现缺损的闭合，无论是立即闭合还是延迟闭合。第二个目的是维持头皮和面部的所有运动和感觉功能。最后，外科医生应该始终牢记整形美容，尽管这并不一定是头面部创伤治疗的首要任务。一般来说，切口应置于发际线后方，并尽可能保留颞肌且保持其完整。

对于较小的头皮伤口和撕裂伤（通常 ≤ 3cm），尽量一期缝合。因头皮相对缺乏弹性，为了一期缝合，外科医生可能需要松解周围组织，使其更容易缝合。对帽状腱膜本身的处理偶尔就可释放头皮张力，促进缝合。这种缝合伤口的方式包括以 2-0 薇乔缝线缝合帽状腱膜层，继而以单乔线行皮下缝合，或使用皮肤缝合器缝合钉。创伤治疗中另一种非常有用却并不经常应用的缝合技术是以尼龙线行垂直褥式缝合，这种缝合方式可以提供一个较好的支撑，在最小的张力下几近皮肤边缘。如一期缝合，外科医生必须注意皮缘的质量，血供不良或经历反复创伤的皮缘不易愈合，可能需要切除。此外，张力过大的切口常导致伤口裂开。

无法一期缝合时，可以选择全厚或中厚皮瓣移植。皮肤移植需要有血管蒂的伤口基底，因此，计划移植区域下方的颅骨骨膜至少应健康完整，这点至关重要。某些情况下，可以选择合成替代物（例如 Integra 移植物）。Integra 移植物是由硅胶膜（用作表皮层）和胶原蛋白制成的双层皮肤替代品。应用后需要数周时间才能血管化，然后去除表层有机硅层，最后在新生真皮床上进行中厚皮瓣移植。Integra 移植物的缺点是通常需要多个步骤，需要大量时间才能完成血管化，继而皮肤移植，因此其成本高，并且有移植物感染的风险。尽管如此，创伤情况下仍然是处理复杂头皮伤口不错的选择。

另一种方法是组织扩张，既可以单独应用，也可以与皮肤移植或带蒂组织皮瓣一起使用。头皮是组织扩张的良好部位，这种方法可以保留毛发生长区域，避免产生疤痕，因为瘢痕形成会阻止毛发生长。在扩张器置入约 2 周后开始扩张，将无菌生理盐水注入扩张器，膨胀拉伸组织，直到皮肤略微变白或患者感到疼痛。最终的目的是使扩张周长达到缺陷皮肤 2~3 倍的大小，这一过程通常需要 12 周。

局部转移皮瓣通常用于大而复杂的头皮裂伤或创伤伤口。顶部头皮的松弛度最大，是选取转移皮瓣的良好区域。简单的皮瓣转移可完美地治疗中央区域缺损，尤其是脸部和前额。皮瓣长宽比应小于 4:1，以防血管损伤。然而，涉及头皮缺损时，由于帽状腱膜产生的多向张力的缘故，通常不能很好地耐受皮瓣转换。基于此原因，通常使用大而宽的皮瓣转移，可促进伤口愈合，同时最终获得较好的美容效果。皮瓣转换如 O-Z 变换，或者对于头皮后部缺损，采用 V-Y 变换修复皮瓣。

最后，头皮闭合最复杂的方法是游离皮瓣移植。一些肌皮瓣的例子包括背阔肌和前锯肌皮瓣。背阔肌是一种薄而宽阔、由胸背血管提供良好血供的肌肉，适于覆盖大面积颅骨重建。血管蒂的长度可达 10cm，获得肌皮瓣时没有皮岛形成，非常优良。通常这个游离的肌皮瓣覆盖有植皮皮片，是后部头皮损伤的良好选择。前锯肌游离皮瓣可用于治疗较小的缺损，其血管蒂可达 15cm。其他常用的游离皮瓣包括前臂桡侧筋膜皮瓣和股前外侧游离皮瓣。这些手术应根据患者的并发症、缺损大小、与供体血管的距离、外观和外科医生经验的可行性来进行调整，通常需要多学科协作。术前需要与患者就预期结果的风险和获益深入交流。

如果存在明显感染且皮肤缺损太大而无法完全闭合，应将关注点转移到伤口冲洗和暂时闭合，并放置伤口真空负压引流辅助闭合，以利于伤口肉芽形成和二期重建。

以下列出了各种外科手术方法的优缺点：

- 一期手术的优点包括操作过程更短，恢复时间更快，既节省成本又节省资源，可适合于临床复杂伤的患者。缺点是，如果伤口张力较大，可能无法愈合，并且可能导致更多问题，将来需要多次手术。
- 分期手术的最大优势是能够在很长一段时间内密切观察伤口，使伤口平缓可控地愈合，并获得最好的美容效果。然而，患者可能因为临床状况过于复杂而无法进行多次手术，或者可能没有支付能力来完成复杂的手术计划。
- 转移肌瓣可以为所覆盖的伤口组织提供丰富的血液供应和恢复活力。此外，在复杂骨折导致脑脊液漏的情况下，特别是在后颅窝，肌瓣可以提供一个彻底的解决方案来密封脑脊液漏。转移皮瓣手术的缺点包括，手术团队可能缺乏经验，对此类手术执行不是很便捷，以及对患者整容畸形 / 术后疼痛和局限性。

上述报告的枪伤患者进行了一期手术治疗。患者仰卧位，头部枕于马蹄形头枕，以便头皮获得最大的活动度，否则会因颅钉固定而受到限制。大面积剃除毛发后在发际线后行双侧冠状切口。术中清除被子弹毁损的组织后，采用小切口开颅探查并修复硬脑膜缺损，回植颅骨及充分冲洗切口。切口主要用 2-0 薇乔缝线缝合。然后，将注意力转向子弹所在的上颌区域，由于子弹位于浅表组织中，直接取出了子弹，以避免后续并发症，且节省了二次手术费用。

治疗精要

- 除少数情况外，所有全层头皮裂伤均应通过手术缝合。
- 手术目的包括缝合伤口，同时保留面部和头皮的运动和感觉功能。
- 决策时，对所有可能的措施都应充分讨论。
- 通常需多学科协作，有计划地循序渐进的治疗可让患者达到最好的结果。

核心要点

- 如果患者出现或发展为局部炎症、发热、神经系统功能缺损，需要紧急予以广谱抗生素治疗，同时行血和尿液培养，有可能需要行腰椎穿刺，以取得脑脊液。
- 如果临床情况恶化，需要复查影像学检查，应注意骨性解剖和硬脑膜强化。感染时，也可能发生静脉窦血栓。
- 对于任何一种危险症状，应有一个较低的再次手术探查阈值。

术后处理

术后应立即采取一些关键措施，以利于伤口愈合，改善患者舒适度。首先，使用敷料，例如头巾（游离皮瓣情况除外），完全覆盖伤口，并适当加压以减轻水肿。此外，建议抬高头部以减少水肿。当头皮严重损伤时，通常预留引流管，保持引流管数天，直到每日引流量少于 30mL。

如果患者进行了游离皮瓣手术，应向所有参与的医疗、护理人员讲解皮瓣预防措施。通常情况下，术后第 1 天至少每小时查看皮瓣一次，此后查看频率逐渐降低。多数游离皮瓣并发症发生在术后 48h 内。患者的体位应使皮瓣没有封闭压力。此外，护士和手术医生应了解皮瓣多普勒检查的方法和区域，并正确评估皮瓣移植失败的迹象（如颜色变暗、苍白、信号减弱等），并立即通知手术医生。

对此类患者群体，还需考虑非住院患者的随访及复诊。许多复杂头皮裂伤的术后护理可能在门诊进行。这些门诊患者术后可能需要继续一个疗程的抗生素治疗，抗生素的使用时间应有明确随访计划。多数情况下，审慎的做法是由感染病服务部门提供具体信息。

同样重要的是，如果患者患有肥胖症、糖尿病、动脉和静脉功能不全（周围血管疾病）等疾病，或者因任何方式导致免疫功能低下，则在住院期间，必须由内科医生对需外科手术治疗的复杂头皮裂伤患者进行评估。这些是伤口愈合不良的最大风险因素，手术成员有责任确保将这些风险因素适当解决。还应评估营养状况，某些患者可能需要补充营养，例如复合维生素或维生素 A、维生素 C、维生素 E，以利于伤口愈合。

所述枪击伤患者需要在神经重症监护病房治疗 5~7 天，以便对急性创伤性脑损伤处理。由于弹道伤的伤道穿过脑组织和上颌窦，应密切观察是否有脑脊液漏的迹象，并持续应用抗生素数周。

并发症及处理

预防并发症是治疗复杂头皮裂伤的关键。可以说，伤口愈合最大的障碍是感染。如果感染没有及时发现、处理，细菌可以扩散到颅骨并引起骨髓炎，某些情况下，甚至导致硬膜下积脓或全脑膜炎。因此，当患者出现新发切口疼痛、低烧、伤口红斑等症状时，临床医生应高度怀疑感染。感染的检查包括血液检查，如全血细胞计数、血沉、C- 反应蛋白、血培养。如果有证据表明感染扩散到骨或脑膜，则更深的撕裂伤可能还需要 CT 和随后的 MRI 检查（有无强化）来确定。如果患者有脑膜炎的迹象，应进行腰椎穿刺并行脑脊液细胞计数和培养。如果患者出现并符合的败血症标准，应立即开始使用广谱抗生素。然而，如果择期手术，患者没有活动性败血症，建议术中培养后再使用抗生素。在头皮伤口感染的情况下，不应推迟手术。然而，最终的时机则由主管医生来确定。

其他潜在的并发症还有伤口裂开，许多外科医生选择相应医疗措施解决此类问题。就复杂性而言，应该采用循序渐进的方法，从较简单的开始，然后朝着更复杂的努力。详情请参阅"外科手术"部分。此外，如果患者出现曾经手术关闭的开放性伤口，外科医生应该尝试识别和解决导致问题的潜在因素。

必须仔细询问病史和体格检查。例如，患者可能处于营养不良状态，将导致伤口愈合差。如有疑虑，可行营养学指标实验室检验，如白蛋白、前白蛋白，并获得院内营养师会诊评估。伤口愈合不良的另一个原因，有可能与卫生条件不良或不遵守规定的伤口护理方案有关。为防止这种情况，应注意对患者进行头皮和伤口护理的"做与不做"的教育。头皮的特殊注意事项包括：戴帽子或头盔、避免日晒、洗发水及护发用品的选择，所有这些都应专门沟通。此外，如果认为患者可能缺乏居家护理的条件或资源，则应尽一切努力为患者争取可以上门的家庭护士，并在有限时间内将其转诊至康复机构。

针对上述提供的病例，脑积水是主要的晚期并发症，需要对其进行监测。如有任何精神状态的改变，均应立即进行头颅 CT 检查。患者最终康复出院。

并发症精要

· 熟悉伤口并发症的危险因素，才能避免并发症发生。

· 患者教育和确保可靠、定期的随访是必不可少的。

· 对于复杂头皮撕裂伤，特别是多发伤患者，临床医生应高度怀疑涉及中枢神经系统的感染（脑膜炎、硬膜下积脓、颅内脓肿形成）。

证据和转归

　　许多关于复杂头皮裂伤治疗的数据局限于单一中心或外科医生的临床病例分析。随着时间推移，头皮重建修复的指导原则已得到公认。复杂头皮裂伤手术成功的关键包括：术前明确手术目的以及为患者制订个体化的手术计划。

拓展阅读

[1] Angelos PC, Downs BW. Options for the management of forehead and scalp defects. Facial Plast Surg Clin N Am. 2009 Aug;17(3):379–393.

[2] Gurunlugolu R, Glasgow M, Arton J, Bronsert M. Retrospective analysis of facial dog bite injuries at a Level I trauma center in the Denver metro area. J Trauma Acute Care Surg. 2014;76(5):1294–1300.

[3] Hamrah H, Mehrvarz S, Mirghassemi AM. The frequency of brain CT-scan findings in patients with scalp lacerations following mild traumatic brain injury: A cross-sectional study. Bull Emerg Trauma. 2018 Jan;6(1):54–58.

[4] Kruse-Losler B, Presser D, Meyer U, et al. Reconstruction of large defects on the scalp and forehead as an interdisciplinary challenge: experience in the management of 39 cases. Eur J Surg Oncol. 2006;32:1006–1014.

[5] Lee RH, Gamble WB, Robertson B, Manson PN. The MCFONTZL classification system for soft-tissue injuries to the face. PlastRecontrc Surg. 1999 April;103(4):1150–1157.

第二十一章　枕髁骨折

Evan Fitchett, Fadi Alsaiegh, Jack Jallo

祁　磊　郭世文 / 译

病例介绍

患者，38 岁，女性，因车祸伤被救护车送急诊科。患者驾车以约 48km/h 的速度与一辆停在路边的汽车相撞。当即意识丧失。到急诊科时患者意识清醒、灵敏，对人物、地点和时间定向能力良好。自诉颈部和背部弥漫性疼痛，尤其是高位颈椎。初步体检仅发现患者脸部有安全气囊化学燃烧造成的灼伤和左前额轻微擦伤。既往史无特殊，也没有脊柱畸形或已知的骨缺损病史。初步 X 线检查头、颈和脊柱未见损伤，但头部和颈椎 CT 显示右侧枕髁有一小的、无移位的线性骨折，并延伸至枕骨。

问题

1. 哪种影像检查对发现枕髁骨折（OCF）最敏感?

2. 需要哪些后续影像学检查? 为什么?

3. 枕髁骨折的分类?

评估和计划

急性创伤引起的颈背部疼痛可有许多不同的原因，如韧带损伤、各种骨折（包括枕髁骨折）、肌肉拉伤。严重程度不同，最重者可累及脊髓和神经。

枕髁骨折极为少见，在创伤中的发生率为 0.4%~16%。枕髁骨折通常是由钝性创伤（如车祸伤）引起的，或是由较大的轴向负荷损伤引起的，如潜水事故。

为评估头颈部，在创伤中心 CT 薄层扫描是常规检查，但对这种罕见类型的骨折需特别警惕，因为其在 X 线片和低分辨率 CT 上难以发现。当 CT 检查发现有枕髁骨折时，患者需佩戴坚硬的颈托固定，直至进一步处理。是否需要手术治疗由两个主要因素决定：一是神经损伤，尤其是后组颅神经损伤或枕骨大孔区的脑干受压；二是重点评估颅颈交界区的骨折是否稳定。这需要通过评估 CT 扫描三维重建来发现双侧 OCF、寰枕不稳的证据，随后 MRI 检查以评估颅颈韧带的完整性。应特别注意那些撕脱的骨折碎片，尤其是那些向内侧移位的碎片，可能压迫脊髓和脑干。绝大多数枕髁骨折患者颅颈交界区是稳定的，可以保守治疗。如果有任何韧带损伤或不稳定的迹象，则更倾向于手术治疗。由于枕髁骨折最常发生于创伤，因此需要对脊柱其余部分进行影像学检查，甚至对椎动脉进行血管成像，以评估是否有损伤。

诊断精要

- 枕髁骨折的症状和体征常无特异性，对于创伤特别是车祸高速冲击伤的患者，应仔细评估其 CT 扫描中的枕骨。文献中有枕髁骨折的分类，但目前的证据表明，除了撕脱 / 移位型骨折，这些分类对手术决策影响甚少。通常有两种分类方法，一个是 Tuli 法，另一个是 Anderson 和 Montesano 法。
- Tuli 法：
  - 1 型：无移位的骨折，通常被认为是稳定的骨折。骨折移位的距离小于 2mm。
  - 2A 型：骨折有移位，但无韧带损伤，无骨折不稳定迹象。
  - 2B 型：骨折移位伴有韧带损伤，并有颅颈交界不稳定迹象。
- Anderson 和 Montesano 法：
  - 1 型：冲击性骨折。通常由车祸或潜水事故产生的轴向冲击损伤引起，应特别注意对侧翼状韧带的完整性。
  - 2 型：延伸至枕髁的枕骨基底骨折。同样需要仔细评估翼状韧带的完整性，因为该韧带损伤会导致颅颈不稳定。骨折延伸到枕骨的其他部位会增加颅神经在离开颅底孔道处受伤的风险。
  - 3 型：剧烈旋转和 / 或横向弯曲造成的撕脱性骨折。这种类型的骨折通常不稳定，因为它常常会导致翼状韧带断裂（图 21.1）。
- 如果存在枕髁骨折，评估后组颅神经功能很重要，尤其是舌下神经损伤，同样也会损伤经枕髁附近颈静脉孔区出颅的Ⅸ、Ⅹ、Ⅺ颅神经。这些颅损伤可在入院时发生或在伤后几周发生。
- 虽然颅颈交界区 CT 扫描是诊断 OCF 最快、最敏感的影像学检查方法，但 MRI 检查对于评估韧带损伤可能导致不稳定具有重要意义。
- 根据损伤机制，枕髁骨折常伴随其他损伤，例如中央型脊髓损伤综合征和低位椎体骨折。

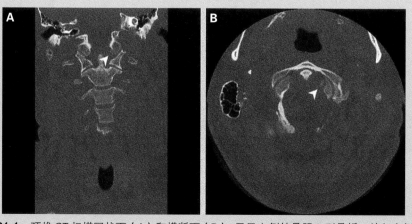

图 21.1 颈椎 CT 扫描冠状面（A）和横断面（B）。显示左侧枕骨髁 3 型骨折，并向内侧移位、撕脱的骨折碎片（白色箭头）

问题

1. 这类患者手术的临床指征是什么？
2. 同时合并颈椎其他部位的损伤对手术决策有何影响？

临床决策

虽然大多数枕髁骨折患者不需要手术治疗，但重要的是要知道什么情况下需要采用有创的骨折固定方法。以下情况需要手术治疗：骨折移位或撕脱性骨折（即 Anderson 和 Montesano 3 型骨折，特别是那些压迫脑干的骨折）、双侧枕髁骨折、韧带损伤伴有不稳定迹象（如枕颈不稳）或伴有局部颅神经损伤。枕颈脱位可在 CT 上测量髁突和寰椎之间的距离大于 2mm 来确定。可以通过观察寰枕关节在屈曲和伸展时的活动度或 MRI 上是否有翼状韧带损伤，来评估骨折的不稳定性。

当发现前述的不稳定迹象之一时，则需要决定是使用 Halo 架进行外固定还是内固定。这两种方法在控制疼痛、稳定颅颈交界处、防止迟发性神经功能损害等方面都有良好效果。如果有明显的神经压迫，必须要手术减压。比较 Halo 架与内固定的统计数据有限，尽管通常从枕骨到 C2 或 C3 节段做内固定，但是目前仍没有很好的证据表明内固定应达到哪个脊柱节段是最合适的。

问题

1. 在颅颈关节内固定和稳定的装置中，在关节稳定之前，内固定装置应该是永久性置入还是暂时性置入？
2. 合并有脊柱其他部位的损伤应该如何改变手术计划？

外科手术

只有在寰枕韧带损伤或颅颈不稳的情况下，才应考虑手术治疗。绝大多数患者不会有以上这两种因素，因此采用保守治疗和颈椎外固定。当需要手术治疗时，可以提供 Halo 架固定或颅颈交界处内固定。

内固定手术患者取俯卧位，Mayfield 头架固定头部。头部置于正中位，略微弯曲，便于充分显露从枕骨到下颈椎的椎体。在透视引导下再次定位并进行最后的固定，以期获得最佳手术效果。建议监测体感诱发电位（SSEP）和运动诱发电位（MEP）。显露时应最大限度地减少对颈部和枕部固有肌肉的破坏。单纯固定或固定加神经减压术通常从枕骨至 C2 或 C3，手术术野长度取决于受伤的程度。目的是用尽可能短的重建来实现稳定性，以尽可能多地保存其活动度。任何内固定手术都要仔细评估包括枕骨厚度在内的骨骼解剖结构，以避免任何的小脑或血管损伤。

治疗精要

· 过早停用硬质围领或 Halo 架固定可致脑神经损伤、眼球震颤、复视、眩晕和其他症状。
· 这些问题在恢复制动后可以及时解决或改善。
· 非手术治疗加外固定足以实现骨性融合和颅神经损伤的恢复。
· 双侧枕髁骨折患者应主要行外科手术治疗。

核心要点

· 美国医疗保健研究与质量局（AHRQ）制定的指南建议所有枕髁骨折至少要使用硬质围领做外固定。如果存在双侧枕髁骨折，则可以使用 Halo 架或类似装置进行更严格的固定。
· 如果有韧带损伤导致颅颈不稳的证据，则更适合选择 Halo 架外固定或手术如内固定。
· 如果合并有其他的颈椎损伤，则应适当将固定器械延伸到这些节段。

术后处理

对 OCF 患者的随访护理，主要取决于最初实施的治疗方式。大多数患者在有适应证的情况下采用保守治疗，恢复良好。对这些患者的后续护理需要进行彻底的神经检查，因为颅神经损伤可能会在几天到几周后出现。使用硬质围领或 Halo 架进行外固定所需的时间长短目前仍存在争议。硬质围领固定 6 周或 Halo 架固定 3 个月一般就能为骨折的稳定和恢复提供足够的时间。大多数外科医生都会在随访中做 X 线检查以指导制动时间。在接受手术治疗的患者中，关于固定的持续时间的争论也在继续。对于骨质疏松或骨质量差的患者，可以使用自体骨移植（例如：髂骨移植）。此外，也可以考虑使用成骨刺激药物。

并发症及处理

与任何外科手术一样，术后并发症，如：感染、尿潴留、颈部和枕部固有肌肉损伤等都可能发生。尿潴留通常是自限性的，无其他神经损伤的孤立性尿潴留，无须担心有严重的神经损伤。任何手术治疗，特别是有植入物的手术，都有感染的风险。最令人担忧的 OCF 并发症是持续的或新发的后组颅神经麻痹、脊髓损伤，以及椎动脉损伤。

并发症精要

· 最令人担忧的 OCF 并发症是脑干或后组颅神经损伤。神经系统损伤可以是暂时性的，也可以是永久性的，可以在伤后最初的几天到几周后出现。

证据和转归

对 OCF 治疗选择的前瞻性研究仍然有限，许多数据仅限于小样本病例报告或回顾性分析。一些较大规模的回顾性研究，试图通过分析不同类型骨折的治疗方式和结果，来为文献提供长期随访数据。研究结果表明，对于没有颅颈不稳或错位迹象，以及没有神经损伤后遗症或双侧枕髁骨折的患者，硬质围领外固定是一种安全有效的治疗方式。而内固定应针对有移位骨折、寰枢枕关节和/或颈椎的其他严重损伤或有颅颈不稳和有错位的患者。总体而言，符合保守治疗条件的外固定患者在随访时往往表现良好，残留的疼痛也很轻。

拓展阅读

[1] BystromO,Jensen T, Poulsen E Outcome of conservatively treated occipital condylar fractures: A retrospective study. J Craniovertebr Junction Spine. 2017 ;8(4): 322-327. doi: 10.4103/jcvjs.jcvjs_97 _17. https://www.ncbi.nlm.nih.gov/pmc/ articles/ PMC5763588/.

[2] Clayman D, Sykes C, Vines F. Occipital condyle fractures: Clinical presentation and radiological detection. 1994. Am Soc Neuroradiol.1994;15:1309-1315. https://pdfs.semanticscholar.org/37e8/ 857e7d3e917cc816ffd3c1daf3c4d6a599c7. pdf.

[3] Kruger A, Oberkircher L, Frangen T, Ruchholtz S, Kuhne C, Junge A. Fractures of the occipital condyle: Clinical spectrum and course in eight patients. J Craniovertebr Junction Spine. 2013;4(2):49-55. doi: 10.4103/0974-8237.128525. https://www.ncbi.nJm.nih.gov/pmc/ articles/PMC3980555/.

[4] Maserati MB, Stephens B, Zohny Z, et al. Occipital condyle fractures: Clinical decision rule and surgical management. J Neurosurg Spine. 2009 Oct; 11 (4):388-395. doi: 10.3171/2009.5. SPINE08866. https://www.ncbi.nlm.nih.gov/pubmed/ 19929333.

[5] Rumboldt Z, Cianfoni A, Varma A. Clinical Imaging of Spinal Trauma: A Case-Based Approach. New York: Cambridge University Press, 2018: 38-39.

[6] Theodore N, Arabi B, Dhall Sanjay, et al. Occipital condyle fractures. Neurosurgery. 2013;72:106-113. doi: 10.1227 / neu.0h013e3182775527. https://www.ncbi.nlm.nih.gov/ pubmed/ ?term =10.1227%2Fneu.0b013e3182775527.

[7] Waseem M, Upadhyay R , A1-Husayne H, Agyare S. Occipital condyle fracture in a patient with neck pain. Int J Emerg Med.2014;7:5. doi: 10.1186/1865-1280-7-5. https://www.ncbi.nlm.nin.ih.gov/pmc/ articles/PM C3899382/.

第二十二章　重型颅脑损伤的多模态监测

Abdelhakim Khellaf, Peter J. A. Hutchinson, Adel Helmy

张　威　祁　磊　郭世文 / 译

病例介绍

　　患者，20 岁，女性，右利手，因车祸伤后送入急诊室。患者夜间行走时被大巴车以 40km/h 的速度撞倒。医疗人员现场检体时其 GCS 评分为 7 分（E1，V1，M5）。双侧瞳孔等大，直径 3mm，光反应存在。在转运至最近的初级创伤中心（MTC）的途中为患者实施了气管插管机械通气。抵达创伤中心后按照高级创伤生命支持（ATLS）原则对患者实施救治。患者呼吸及血流动力学稳定（心率 81 次 /min，血压 110/75mmHg），但依然昏迷（GCS 评分 7 分），瞳孔表现未改变。查体可见双侧乳突瘀斑，头皮、左肩及腹部可见广泛擦伤。毒物筛查及 β –hCG 阴性。

问题

1. 此种情况下最应完善哪种影像学检查？

2. 影像学检查最该关注的解剖区域是哪？为什么？

3. 最可能的诊断是什么？

4. 哪些血管结构有损伤的风险？

　　颅脑创伤导致的死亡率和致残率甚高，是发达国家 40 岁以下人群最常见的死因，占所有严重创伤死亡患者的一半。CT 筛查对于出血敏感，同时可评估颈椎及躯干损伤，并易于完成，因此可作为创伤的基础检查。

　　在特定情况下也需完善血管成像，如累及颈动脉管的颅底骨折、可能伤及椎动脉的 C2~C6 横突孔的骨折、颅脑或颈部穿通伤，以及临床高度怀疑血管损伤时（如 Horner 综合征）。

　　CT 血管成像是一种较为敏感的筛查手段，但更传统的数字减影血管成像（DSA）仍然是目前的金标准。MRI 可较 CT 更好地反映轴索损伤，可以显示广泛脑损伤的灰白质交界区的微出血，以及脑干损伤。但由于急症患者病情不稳定，往往难以完成，故其临床应用较 CT 有限[1]。

　　此患者依 ATLS 指南行颅脑 CT 平扫（图 22.1），可见：

· 左侧薄层急性硬膜下血肿（ASDH）并中线右移 5mm。

· 双额挫裂伤。

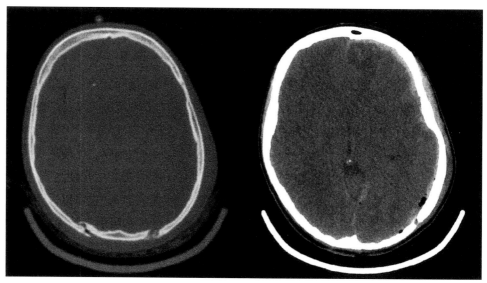

图 22.1 入院时颅脑非增强 CT 扫描

- 双侧人字缝压缩性粉碎性骨折,并累计左枕骨及左颞骨岩部,骨折线延伸至颈动脉管以及左侧横窦 – 乙状窦连接处。蝶骨及筛骨未受累。

  颅底骨折要点 [1-5]。

诊断精要

- 颅底骨折往往提示颅骨遭受巨大暴力,可表现为眼眶瘀斑("熊猫眼"征),乳突周围瘀青(Battle 征),脑脊液鼻漏、耳漏。
- 对于累及岩骨的骨折,如怀疑损伤颈内动脉(ICA)岩骨段(C2),则有必要行血管成像(综合考虑便利性及准确性,通常选择 CTA);累及棘孔的骨折可致脑膜中动脉撕裂伤。
- 对于术中不幸发生 ICA C2 段破裂出血,而之前未行影像学检查者,应紧密压迫局部,以便为急诊血管造影和血管内治疗(如支架置入)争取时间。
- 考虑外伤性颅底骨折引起的脑脊液漏导致外伤后脑膜炎发生率高,应预防性使用多价肺炎链球菌疫苗(如 23 价肺炎疫苗)。

上述病例中的患者,其脊柱 CT 扫描未见异常。CT 创伤筛查(胸、腹、盆)提示,左肾 1 级裂伤,左髂窝肠系膜轻微挫伤无活动性出血,左侧股骨近端骨折,需要外科固定。对于严重外伤患者需要多学科协作(如此患者需要普外科、骨科协作)。因此,判断轻重缓急和有效的沟通,就显得十分重要。

评估和计划

该患者从神经重症监护室（NICU）转至神经外科手术室，全麻肌松后行颅内压传感器置入术。术前预防性使用抗生素，常规消毒铺巾。经右额入路（非优势侧、非功能区），冠状缝前颅骨钻孔。经该入路将 ICP 监护仪探头（Codman），脑氧监护探头（Licox）以及脑微透析（CMD）导管置入脑实质，并妥善固定。测初压为 13mmHg。之后患者返回 NICU 进一步治疗。

闭合性脑外伤治疗的核心原则是控制颅内压，保证大脑充足的葡萄糖和氧供。通过多种脑监测设备，即多模态脑监测，以实现个体化治疗，并识别患者特异性的病理生理学异常。对 sTBI 患者而言，多模态脑监测可作为一种重要的工具以期提供最佳脑恢复条件，防止继发性损伤。临床工作中，解读脑 MMM 还要考虑以下几点：（1）局部的监测结果不足以代表全脑情况，了解患者病情及探头位置对解读多模态监测数据至关重要；（2）占位性病变周围的脑监测数据解读时要尤其小心。通过特定切面成像确定传感器位置对解读数据很有帮助。

在该中心，对所有入住 NCCU 的 sTBI 患者在 4h 内完成颅内 MMM，并采用专用软件收集并处理多模态脑监测数据。目前应用剑桥大学 BrainPhysics 实验室开发的重症监护+（ICM+）软件方面，有较为丰富的经验。其可提供即时的神经监护趋势以及衍生的神经生理指数（如：PRx），以用于床旁监护或数据回顾[6]。（ICM+ 输出的典型示例见图 22.2）。市场有售类似的商用软件，如：CNSMonitor 和 BedmasterEx[7, 8]。

ICP 监护

Monro–Kellie 法则指出，颅内大脑、脑脊液（CSF）和血液在刚性颅腔中维持一个固定值，其中一个的增加必然导致其他内容物的减少[9]。sTBI 患者往往因瘫痪或处于镇静状态，难以进行有效的临床评估，这时 ICP 监护便成了评估此类患者病情进展或脑肿胀加剧的基石。

最新指导 sTBI 救治的颅脑外伤基金（BTF）指南（2016 年 9 月，第 4 版）

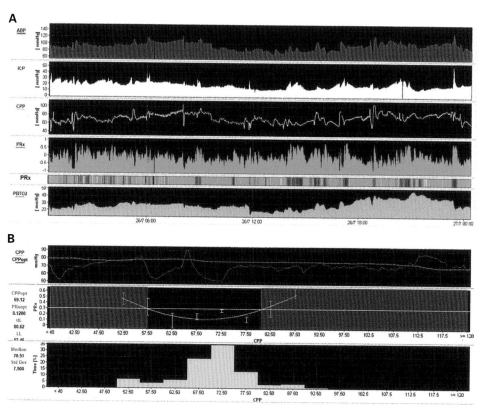

图 22.2 （A）自上而下分别为 ABP、颅内压（ICP）、脑灌注压（CPP）、压力反应指数（PRx；ABP 与 ICP 之间的动态相关系数），以及脑组织氧分压（PbtO$_2$）的 24h 监测数据。（B）此例患者 ICM+ 软件通过 CPPopt 公式所得 3h 的输出。上图：实际 CPP 与计算所得 CPPopt 趋势图；中图：CPP 与平均 PRx，CPPopt 即为通过公式所得 PRx 最小时的 CPP 值（即认为脑自动调节功能最佳时的 CPP）；下图：患者 3h 内处于不同 CPP 百分率，每格 CPP 5mmHg

由美国神经外科医师协会及神经外科医师大会发布，并充分评估现有证据，转化为可操作建议。

BTF 指南建议对于所有"可挽救的"GCS ≤ 8 分且颅脑 CT 扫描异常的颅脑创伤患者进行有创颅内压监测（ⅡB 推荐），以"减少住院期间及伤后 2 周的死亡率"（ⅡB）。对于颅脑 CT 扫描正常但入院时满足以下 2 个或 2 个以上条件的 sTBI 患者，也建议进行颅内压监测，包括：年龄 > 40 岁，单侧或双侧肢体运动障碍，收缩压 < 90mmHg[10]。该中心对所有可挽救但临床评估有困难的 sTBI 患者进行有创 ICP 监护（如：需要镇静的多发伤患者）。

鉴于无创 ICP 监护如超声视神经鞘宽度测定（ONSD）在准确性及连续监测上稍有逊色，有创颅内压监护仍是金标准。有创颅内压传感器可置入蛛网膜下、硬膜下或硬膜外等不同部位。由于脑室内探头不易受脑内间隔压力梯度的影响，其仍是 ICP 监测的金标准。但脑实质压力监测更易放置，该中心应用较多。侧脑室外引流（EVD）可同时提供金标准的 ICP 监测又可释放脑脊液处理高颅压，但由于可能的置管位置欠佳、感染、出血等风险，而削弱了其临床获益。脑实质内探头虽不能进行脑脊液引流但准确性较高（虽不如脑室内探头），而且可同时置入其他脑监测设备。值得注意的是，凝血障碍是有创颅内压置入的相对禁忌证，纠正凝血障碍可能会延误有创颅内压监护传感器的置入。

一般以平均 ICP 作为目标导向治疗参数。颅内压的异常标准不同，研究多报道为 20~25mmHg。目前专家共识倾向于控制 ICP 小于 20mmHg。BTF 界定 ICP 的治疗阈值为 22mmHg（多基于观察性研究得出的 ⅡB 类推荐，尚无 Ⅰ 类研究），高于这个值时，将可能增加患者的死亡率[10]。

颅脑外伤颅内压监护的标志性研究是 Chesnut 等在 2012 年发表的随机对照研究，其比较了有 ICP 指导的和无 ICP 指导（依靠影像学及临床评估）的 sTBI 患者的治疗结局。该研究并未证实两组患者治疗结局有显著性差异，当然该结果饱受争议。该研究主要观察的 21 项权重评分指标，其中 12 项更多的是神经精神病学评分。基于扩展格拉斯哥预后量表（GOS-E），比较 ICP 治疗组较对照组的生存及功能预后，结果显示无显著性差异[11]。该研究存在一些显著缺陷，如参与研究的玻利维亚及厄瓜多尔国家院前救治能力及神经监护能力有限，导致犯 Ⅱ 类错误可能性较高。同时两组患者均进行了 ICP 干预，但本研究并不是为了探索中重度颅脑损伤是否需要干预 ICP。尽管如此，考虑到目前 ICP 在重型 TBI 救治中的重要地位，其仍是目前主要研究中唯一企图提供 ICP 指导治疗 Ⅰ 级证据的研究[10, 12]。

不同患者 ICP 变化的解读并不单纯是看其平均值的变化趋势。

应更关注 ICP 的波形，其可提供更多高颅压患者的病理变化信息。

脑灌注压监护及压力反应指数

回顾 CPP=MAP-ICP 这个关键公式，公式中，MAP 为平均动脉压。

CPP 形成了跨脑血管系统的压力梯度。其可通过 ICP 与有创血压计算得出。BTF 指南建议 sTBI 患者进行 CPP 监护（ⅡB 推荐），建议将 CPP 维持在 60~70mmHg（ⅡB 类推荐）。值得注意的是，sTBI 患者 CPP 过高（＞70mmHg）可增加急性呼吸窘迫综合征（ARDS）的发生风险[10]。

脑血流自动调节是指，脑血管可在较宽的血压范围内通过血管调节而实现脑血流稳定。如果脑血管自动调节机制完好，血管树可根据组织需要调节脑血流。如果 MAP 增高，则脑血管会收缩以维持脑血流稳定，因为血管收缩会减少脑内动脉血量，从而降低颅内压。但 TBI 患者的 ICP 和 MAP 自动调节功能往往受损，此时 MAP 增高便会导致 ICP 的增高[13, 14]。

PRx 指 ICP 与 MAP 之间的动态相关系数，它提供了基于 ICP 的监测脑血管自动调节能力的方法。PRx 通常波动于 -1~1；＞0.25，提示脑血管自动调节能力受损[14]。

CPPopt 由 Steiner 等在 2002 年提出，指脑血管自动调节机制作用最好时的脑灌注压[15]。以 PRx 为评估脑血管自动调节能力的指标，CPPopt 便是在一定时间内 PRx 最小时的 CPP 值（图 22.2B），由于 CPPopt 的计算方式不同报道亦有不同。

CPPopt 指导有效性研究（COGiTATE）是一项正在进行的多中心非盲 Ⅱ 期随

机对照研究，旨在评估需要 ICP 监护的 sTBI 患者中，个体化维持 CPP 与 BTF 指南"一刀切"建议（目标 60~70mmHg），二者的安全性及可行性（CPPopt 通过 Liu 等 2017 的公式略微修改自动算出）[16, 17]。期待该研究提供 sTBI 患者个体化血管自动调节机制导向治疗策略 [14, 16, 18]。

脑氧监测

脑缺氧是不良预后的独立预测因素。将脑氧（如：脑组织氧分压 $PbtO_2$）降低作为缺氧指标。Clark 等在 20 世纪 50 年代首次提出使用电极监测 $PbtO_2$。目前临床常用的脑氧探头包括 LICOX（Integra LifeSciences）[19] 和 RaumedicNeurovent-PTO[20]，通常将其留置于脑实质内。普遍认为通过 $PbtO_2$ 判断脑缺氧的阈值为 20mmHg。

由于影响血氧含量的主要因素为吸入氧浓度（FiO_2）及血红蛋白，因此，局部来看，影响 $PbtO_2$ 的因素包括：脑组织的运氧能力，脑组织氧的弥散能力，以及组织对氧的消耗。

Okonkwo 等于 2017 年发表了重型颅脑外伤脑氧监测及治疗 2 期研究（BOOST-2），确定了 $PbtO_2$ 联合 ICP 指导治疗较单独 ICP 指导治疗的可行性及有效性。$PbtO_2$ 监护组住院期间的脑缺氧发生显著减少（74%），并未有相关安全性问题。

研究中一旦 ICP 超过阈值（> 20mmHg）超过 5min 和 / 或 $PbtO_2$ 低于阈值（< 20mmHg）超过 5min，便会根据研究分组直接干预纠正 ICP 和 / 或 $PbtO_2$。两组的 ICP 治疗模式类似，均包括：调整头位、目标性增加 CPP、治疗性低温、高渗盐水、过度通气控制 $PaCO_2$，以及最后的措施如苯巴比妥诱导昏迷、去骨瓣减压（DC）等 [21]。

该研究的 3 期研究（BOOST-3）目前已被批准，并计划在美国 45 个中心招募患者，旨在评估比较"单纯 $PbtO_2$ 的目标导向治疗与单纯 ICP 的目标导向治疗"的临床疗效 [22]。

大脑微透析（CMD）

CMD 可通过脑实质内半透膜探头直接测定细胞外的代谢产物。目前可用的 CMD 仪器只有瑞典的 MDialysis 公司的 ISCUSflex。标准化液体通过微透析泵泵入导管，之后通常每小时收集细胞外液至微量试管在 ISCUSflex 上进行分析（图 22.3）。ISCUSflex 可检测 6 种底物参数（葡萄糖、谷氨酸盐、丙三醇、乳酸、丙酮酸、乳酸与丙酮酸比例）以评估患者脑生化改变趋势 [23]。

脑乳酸与丙酮酸比值（常称为 LP 或 LPR）是评估细胞氧化还原反应的指标（如还原氧化反应平衡）。其反映了脑局部有氧代谢与无氧代谢的平衡状态。LP > 25 提示组织缺氧，LP < 25 与功能预后较好相关 [24, 25]。2014 年国际微透析论坛共识建议对 CMD 的结果进行了分层分析："葡萄糖及 LP 较谷氨酸盐及丙三醇在 TBI 及 SAH 患者中意义更大" [25]。图 22.3 展示了 MMM 下常用的 CMD 底物参考值及临床意义（引自 2014 国际微透析论坛）[25]。

后续还需要更大规模的多中心前瞻性多模态研究以获得更好的正常与病理状

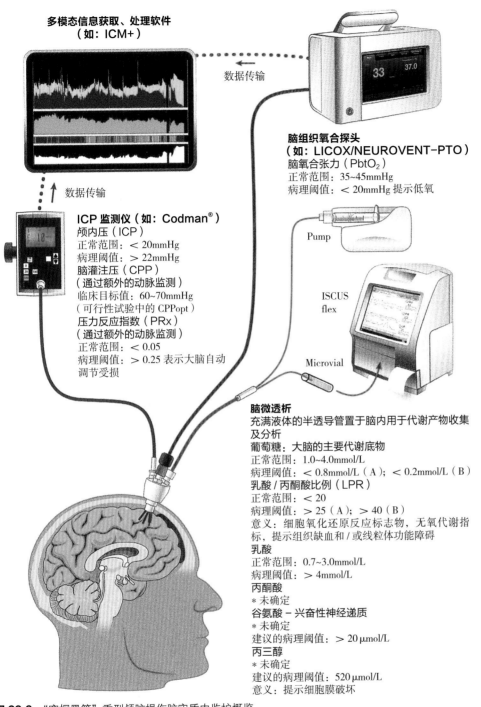

多模态信息获取、处理软件
（如：ICM+）

数据传输

数据传输

ICP 监测仪（如：Codman®）
颅内压（ICP）
正常范围：< 20mmHg
病理阈值：> 22mmHg
脑灌注压（CPP）
（通过额外的动脉监测）
临床目标值：60~70mmHg
（可行性试验中的 CPPopt）
压力反应指数（PRx）
（通过额外的动脉监测）
正常范围：< 0.05
病理阈值：> 0.25 表示大脑自动
调节受损

脑组织氧合探头
（如：LICOX/NEUROVENT-PTO）
脑氧合张力（PbtO$_2$）
正常范围：35~45mmHg
病理阈值：< 20mmHg 提示低氧

Pump

ISCUS
flex

Microvial

脑微透析
充满液体的半透导管置于脑内用于代谢产物收集
及分析
葡萄糖：大脑的主要代谢底物
正常范围：1.0~4.0mmol/L
病理阈值：< 0.8mmol/L（A）；< 0.2mmol/L（B）
乳酸 / 丙酮酸比例（LPR）
正常范围：< 20
病理阈值：> 25（A）；> 40（B）
意义：细胞氧化还原反应标志物，无氧代谢指
标，提示组织缺血和 / 或线粒体功能障碍
乳酸
正常范围：0.7~3.0mmol/L
病理阈值：> 4mmol/L
丙酮酸
*未确定
谷氨酸 - 兴奋性神经递质
*未确定
建议的病理阈值：> 20μmol/L
丙三醇
*未确定
建议的病理阈值：520μmol/L
意义：提示细胞膜破坏

图 22.3 "窥探黑箱"重型颅脑损伤脑实质内监护概览

态 CMD 底物信息，并评估其与患者或脑组织的预后相关性。

回到这个病例，根据 TBI 患者的 ICP 治疗流程，若患者颅内压稳定，可停镇
静药物。

如 ICP 稳定，可按计划进行头颅 CT 检查以评估 48h 内的脑挫伤情况（图
22.4）。若 ICP 出现急性增高，应立刻复查头颅 CT 和 CT 动脉（CTA）及静脉
（CTV）成像以评估血管脑血管情况。谨慎逐步升级 / 降级治疗以控制高颅压。

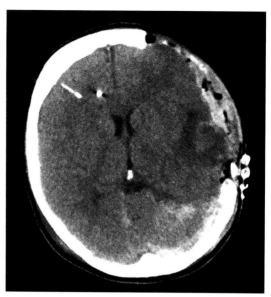

图 22.4 术后头部 CT 显示右额叶脑内探头位置

治疗精要

TBI 后低温治疗真的会使患者获益吗?

· 发表于 2015 年的亚低温治疗颅脑损伤后高颅压的多中心 RCT Eurotherm3235 研究表明,治疗性中度亚低温(32~35℃)联合标准治疗以降低颅内压较单纯的标准治疗确实导致死亡率轻微增加。

· Cochrane 综述了纳入 3110 名患者进行的 37 项研究(截止到 2016 年 3 月),结果显示没有高质量的证据表明低温可降低 TBI 患者的死亡率和发病率。

· 2018 年 10 月发表的减轻颅脑外伤预防性亚低温多中心随机对照研究(POLAR-RCT),旨在评估 sTBI 患者早期预防性持续 72h 至 7 天的持续低温治疗(33~35℃)效果。有治疗意向的 500 名 sTBI 患者(基线)被随机分为早期低温组(n=260)以及常温组(n=240)。6 个月时结果表明,早期预防性低温并未改善患者神经功能预后及病死率。同时根据治疗意向性分析,低温组的肺炎发生率(55.0%)明显高于常温组(51.3%)。

· 最新的 BTF 指南在 sTBI 治疗上指出了低温治疗在不同更高等级研究中结果的不一致性。故只有 ⅡB 推荐(非 Ⅰ 级):"不推荐早期(2.5h 内)、短程(至伤后 48h)的预防性亚低温治疗,用于弥漫性脑损伤患者。"

· 在该中心,由于目前证据有限,治疗性亚低温仅用于镇静、肌松、中度过度通气等治疗无效的高颅压患者,并严密监测(关于重型颅脑损伤后低温治疗的关键文章由颅脑外伤基金会审阅[10],Andrews[26],Lewis[27],及 Cooper 等[28])。

次日，患者 ICP 持续高于 20mmHg，对镇静药物无效。LP 持续高于 25，一天内偶有多次高峰，提示代谢损伤。5% 生理盐水以 2mL/kg 静注，仅可降低 ICP 数分钟后再次反弹，$PaCO_2$ 持续在 4.39kPa。用丙泊酚 18mL/h、芬太尼 7mL/h 静注，患者体温正常为 36.5℃。

此时决定升级 ICP 控制策略，继续 5% 生理盐水以 2mL/kg 泵入（直至血浆 Na > 160mmol/L 或血浆渗透压达到约 320mOsm/kg），同时输注阿曲库铵。阿曲库铵是一种中效非极化神经肌肉阻滞剂（NBMA），其代谢产物无活性，是一种常用的肌松药。其主要副作用是血浆组胺释放导致的低血压及心动过速[29, 30]。此阶段暂不考虑治疗性低体温。

伤后 2 日，患者继续保持肌松镇静，直至脑电双频指数（BIS）提示爆发抑制，血钠维持于 160mmol/L。其后再次升级治疗措施，加用左乙拉西坦抗癫痫，以防因未识别的外伤后癫痫所引起的颅内高压。

临床决策

本例患者经过度通气后 ICP 曾短暂降低，后持续维持在 30mmHg 以上，并对所有药物治疗反应欠佳。凝血检查提示凝血酶原时间 14.8s。考虑高颅压药物治疗无效，神经外科医生决定实施去骨瓣减压术，即手术去除一部分颅骨并剪开硬脑膜（硬脑膜切开术）。对于有明确占位性病变者，通常首选单侧开颅去骨瓣减压术；而在有弥漫性损伤时则考虑行双额开颅去骨瓣减压术[31, 32]。在与患者家属及神经重症团队讨论后，书面取得患者家属的手术知情同意。

去骨瓣减压术的重点研究

Hutchinson 等于 2016 年发表的颅脑外伤高颅压的多中心的前瞻性随机对照研究（RESCUEicp），评估了去骨瓣减压术（双额或单侧大骨瓣）与保守治疗（含巴比妥诱导昏迷）作为治疗严重、持续并且其他方式无效的外伤后高颅压的最终疗效。研究显示此种情况下去骨瓣减压可显著减少患者伤后 6~12 个月的死亡率，但植物生存状态比例及 GOS-E 评分为严重残疾的比例，都较保守治疗组更高[31]。本研究结果发布在最新的 BTF 指南推出后。另一个多中心的急性硬膜下血肿开颅清除术随机对照研究（RESCUE-ASDH）正在招募受试者，"旨在评估成人颅脑外伤患者急性硬膜下血肿（ASDH）的去骨瓣减压术和开颅术临床与成本效益"[33]。

外科手术

本例患者行左侧大骨瓣减压术。全麻后仰卧位，头偏向对侧，用马蹄形头枕或 Mayfield 头架固定。尤其对于外伤患者，要先标记中线后消毒铺单以避免损伤上矢状窦。

神经外科医生行"外伤皮瓣切口"，通常切口较宽大以充分显露，切口经同侧额颞顶区，距中线最少 2cm，形成传统的问号瓣（本例患者使用）或大的 N 形瓣切口[34]。

顶骨至颞骨骨折线暴露。行左额颞顶骨瓣开颅，部分与此患者骨折线相合并切开后，经皮下组织仔细分离颞肌至颧弓。切除骨瓣至中颅窝减压；此时硬膜往往张力较高，半月形剪开硬膜至近颅底。

手术过程中通常会出现脑组织肿胀，故去掉骨瓣。使用 Surgicel 及 FloSeal 仔细止血。为便于之后颅骨修补，用人工硬脑膜（如 DuraGen，DuraSeal）做硬脑膜成形。帽状腱膜下留置引流管半负压引流。用薇乔线（如 3-0）缝合帽状腱膜，用皮钉（或尼龙线）缝合皮肤[32, 35]。

核心要点

· 骨折线跨越静脉窦时，开颅时骨瓣后方应尽量避开。于此区域操作有静脉窦出血或阻塞风险。

· 神经外科医生应与麻醉团队术中严密配合，可使用甘露醇或过度通气以减轻脑肿胀。

· 这种情况下，术中应进一步评估脑部是否有再出血（如左侧颞叶挫伤）。

术后处理

患者术后返回 NICU 并继续颅内压治疗。如 ICP 增高，则立即进行影像学复查；如稳定，则 24h 后复查。通常于术后 24h 拔除伤口引流管，10~14 天拆除头皮缝钉。如已应用最大限度的药物治疗并行去开颅骨瓣减压术，但颅内压仍高，则可行 EVD（如该患者），即使 CT 可见侧脑室无脑积水也可引流释放脑脊液减少颅内容物。

取得患者亲属知情同意后，于手术室取额部直切口（右侧，非优势半球），于 Kocher 点附近钻 4mm 骨孔。留取脑脊液送微生物检测。与管控 ICP 相反，可行 CO_2 激发试验以评估患者脑顺应性（颅内高压患者顺应性通常较差），以评估可否将 ICP 管控强度降低。随着患者临床症状的好转，与 NICU 沟通后移除所有脑内监测探头。

并发症及处理

开颅术并不是一种简单的外科操作，而有多种风险，包括感染、新发脑积水、脑脊液动力学紊乱引起的硬膜下积液，以及静脉血管（尤其是皮层静脉）损伤[36]。另外，还需要后期行颅骨修补以恢复颅骨结构及外观。目前仍无确定性证据表明去颅骨成形术可改善患者功能，同时对于其手术时机（早期或晚期）也有争议。

在"并发症精要"中将思考此患者的两个严重的外伤后并发症[37-45]。

并发症精要

- 皮瓣凹陷综合征（SSFS），又称环锯综合征，是一种去骨瓣术后迟发的由于大气压高于 ICP 而产生负向压力梯度，甚至可导致灾难性后果的并发症。SSFS 的典型表现为骨瓣缺损处皮肤凹陷并伴有严重的体位性头痛。如不处理，SSFS 可导致反常脑疝、昏迷和死亡。
  - SSFS 导致的反常疝是一种神经急重症。NICU 的治疗包括停止一切降低颅内压的措施（如关闭侧脑室外引流）并开始尝试升高颅内压，如将患者置于头低脚高位，静脉补液。对于没有反常疝的患者，可经颅骨修补治愈。
- 脑外伤后大脑静脉窦血栓形成（CVST）是一种容易漏诊且可导致严重神经系统后遗症的并发症。患者常表现为头痛、局灶性功能缺损、癫痫、脑病和 / 或单纯高颅压。闭合性颅脑损伤，尤其是伴颅骨骨折跨过静脉窦时更容易发生 CVST。医生需了解促凝的风险因素，不论是先天因素（如 V 因子 Leiden 突变）还是后天因素（如妊娠、恶性肿瘤、口服避孕药）。怀疑 CVST 时应立刻行头颅静脉血管成像；MRV 检查较 CTV 更敏感，但若难以完善 MRV 可行 CTV。
  - 抗凝治疗仍是 CVST 的主要治疗手段；个案报道及病例系列报道均表明抗凝治疗可改善患者预后。但外伤后尤其是伴出血时 CVST 抗凝治疗的风险报道尚不充分。复查 MRV 或 CTV 可有助于评估静脉窦再通情况。对于此问题还需更多的前瞻性研究以期阐明。

证据和转归

患者转至外伤病房积极康复并进行神经心理学随访。该患者外伤后健忘，伤后 6 周完全恢复。神经外科医生最好能够参与神经心理学及神经康复工作，以能完整描绘患者在病房中的认知功能状况。

RESCUEicp 研究表明，去骨瓣减压组 12 个月的死亡率约为 30.4%，预后较好（GOS-E 1~3 分，恢复良好至严重残疾）的比例为 45.4%，对比内科治疗组分别为 52.0% 及 32.4%。去骨瓣减压组的 ICP 管控也较内科治疗组较好。但药物治疗组中有 37.2% 患者在病情恶化后行去骨瓣减压。本研究并未分析此种情况 [31]。

TBI 预后模型

严重颅脑外伤后应用糖皮质激素随机（CRASH）研究及国际颅脑外伤预后分析（IMPACT）研究是目前常用的两种 sTBI 患者死亡及不良预后评估模型 [46, 47]。

这些数学模型基于特定人群数据，并未考虑患者的临床病情及干预措施，所以不能准确地用于评估个体患者[48]。要连续动态地关注每一名患者的病情变化，联合多模态监测及其他工具以实现个体化治疗，做出更好决策。

参考文献

[1] Biffl WL, Moore EE, Offner PJ, et al. Optimizing screening for blunt cerebrovascular injuries. Am J Surg. 1999;178(6):517–522.

[2] Watanabe K, Kida W. Images in clinical medicine. Battle's sign. N Engl J Med. 2012;367(12):1135.

[3] Cohen-Inbar O, Kachel A, Levi L, Zaaroor M. Vaccination as primary prevention? The effect of anti-pneumococcal vaccination on the outcome of patients suffering traumatic skull base fractures. J Neurosurg Sci. 2017;61(3):245–255.

[4] Hedberg AL, Pauksens K, Enblad P, et al. Pneumococcal polysaccharide vaccination administered early after neurotrauma or neurosurgery. Vaccine. 2017;35(6):909–915.

[5] National Health Service. Patient group direction for Pneumovax II (23-valent pneumococcal vaccine [PPV]). In England PH, ed. London: National Health Service;2014.

[6] Smielewski P, Lavinio A, Timofeev I, et al. ICM+, a flexible platform for investigations of cerebrospinal dynamics in clinical practice. Acta Neurochirurgica Suppl. 2008;102:145–151.

[7] Moberg. CNS Monitor. 2018; https://www.moberg.com/products/cns-monitor.

[8] Anandic Medical Systems. BedMasterEx. 2018; https://www.bedmaster.net/en/products/bedmasterex.

[9] Mokri B. The Monro-Kellie hypothesis: applications in CSF volume depletion. Neurology.2001;56(12):1746–1748.

[10] Brain Trauma Foundation. Guidelines for the Management of Severe Traumatic Brain Injury. Brain Trauma Foundation;2016.

[11] Chesnut RM, Temkin N, Carney N, et al. A trial of intracranial-pressure monitoring in traumatic brain injury. N Engl J Med. 2012;367(26):2471–2481.

[12] Hutchinson PJ, Kolias AG, Czosnyka M, Kirkpatrick PJ, Pickard JD, Menon DK. Intracranial pressure monitoring in severe traumatic brain injury. Br Med J. 2013;346:f1000.

[13] Donnelly J, Budohoski KP, Smielewski P, Czosnyka M. Regulation of the cerebral circulation: bedside assessment and clinical implications. Crit Care (London, England). 2016;20(1):129.

[14] Depreitere B, Guiza F, Van den Berghe G, et al. Pressure autoregulation monitoring and cerebral perfusion pressure target recommendation in patients with severe traumatic brain injury based on minute-by-minute monitoring data. J Neurosurg. 2014;120(6):1451–1457.

[15] Steiner LA, Czosnyka M, Piechnik SK, et al. Continuous monitoring of cerebrovascular pressure reactivity allows determination of optimal cerebral perfusion pressure in patients with traumatic brain injury. Crit Care Med. 2002;30(4):733–738.

[16] Liu X, Maurits NM, Aries MJH, et al. Monitoring of optimal cerebral perfusion pressure in traumatic brain injured patients using a multi-window weighting algorithm. J Neurotrauma.2017;34(22):3081–3088.

[17] CPPOpt Research Team. CPPOpt guided therapy: Assessment of target effectiveness (COGITATE).2018.

[18] Aries MJ, Czosnyka M, Budohoski KP, et al. Continuous determination of optimal cerebral perfusion pressure in traumatic brain injury. Crit Care Med. 2012;40(8):2456–2463.

[19] Integra LifeSciences Corporation. Integra Licox® Brain Tissue OxygenMonitoringSystem.2018;http://occ.integralife.com/index.aspx?redir=detailproduct&Product=756&ProductName=Integra%AE%20Licox%AE%20Brain%20Tissue%20Oxygen%20Monitoring%20System%20%28LCX02%29&ProductLineName=Brain%20Tissue%20O2%20Monitoring&ProductLineID=10&PA=neurosurgeon.

[20] Raumedic AG. Measurement of oxygen partial pressure in the brain.2018;https://www.raumedic.com/neuromonitoring/neuro-icu/oxygen-partial-pressure/.

[21] Okonkwo DO, Shutter LA, Moore C, et al. Brain oxygen optimization in severe traumatic brain injury phase-II: A phase II randomized trial. Crit Care Med. 2017;45(11):1907–1914.

[22] NIH SIREN Emergencies Trials Network. Brain oxygen optimization in severe TBI Phase3. 2018; https://siren.network/clinical-trials/boost-3.

[23] MDialysis. ISCUSflexMicrodialysis Analyzer. 2018; http://www.mdialysis.com/analyzers/iscusflex-for-point-of-care.

[24] Timofeev I, Czosnyka M, Carpenter KL, et al. Interaction between brain chemistry and physiology after traumatic brain injury: Impact of autoregulation and microdialysis catheter location. J Neurotrauma. 2011;28(6):849–860.

[25] Hutchinson PJ, Jalloh I, Helmy A, et al. Consensus statement from the 2014 International Microdialysis Forum. Intens Care Med. 2015;41(9):1517–1528.

[26] Andrews PJ, Sinclair HL, Rodriguez A, et al. Hypothermia for intracranial hypertension after traumatic brain injury. N Engl J Med. 2015;373(25):2403–2412.

[27] Lewis SR, Evans DJ, Butler AR, Schofield-Robinson OJ, Alderson P. Hypothermia for traumatic brain injury. Cochrane Database Syst Rev. 2017;9:Cd001048.

[28] Cooper DJ, Nichol AD, Bailey M, et al. Effect of early sustained prophylactic hypothermia on neurologic outcomes among patients with severe traumatic brain injury: The POLAR randomized clinical trial. JAMA.2018.

[29] Minton MD, Stirt JA, Bedford RF, Haworth C. Intracranial pressure after atracurium in neurosurgical patients. AnesthAnalg. 1985;64(11):1113–1116.

[30] Ward S, Weatherley BC. Pharmacokinetics of atracurium and its metabolites. Br J Anaesth.1986;58 Suppl 1:6s–10s.

[31] Hutchinson PJ, Kolias AG, Timofeev IS, et al. Trial of decompressive craniectomy for traumatic intracranial hypertension. N Engl J Med. 2016;375(12):1119–1130.

[32] Quinn TM, Taylor JJ, Magarik JA, Vought E, Kindy MS, Ellegala DB. Decompressive craniectomy: technical note. Acta Neurologica Scandinavica. 2011;123(4):239–244.

[33] Rescue-ASDH Research Team. Rescue-ASDH. 2018; http://www.rescueasdh.org/.

[34] Yang HS, Hyun D, Oh CH, Shim YS, Park H, Kim E. A faster and wider skin incision technique for decompressive craniectomy: n-Shaped incision for decompressive craniectomy. Korean J Neurotrauma. 2016;12(2):72–76.

[35] Huang X, Wen L. Technical considerations in decompressive craniectomy in the treatment of traumatic brain injury. Int J Med Sci. 2010;7(6):385–390.

[36] Nasi D, Gladi M, Di Rienzo A, et al. Risk factors for post-traumatic hydrocephalus following decompressive craniectomy. Acta Neurochirurgica. 2018;160(9):1691–1698.

[37] Akins PT, Guppy KH. Sinking skin flaps, paradoxical herniation, and external brain tamponade: A review of decompressive craniectomy management. Neurocrit Care.2008;9(2):269–276.

[38] Jeyaraj P. Importance of early cranioplasty in reversing the "syndrome of the trephine/motor trephine syndrome/sinking skin flap syndrome." J Maxillofac Oral Surg. 2015;14(3):666–673.

[39] Crimmins TJ, Rockswold GL, Yock DH, Jr. Progressive posttraumatic superior sagittal sinus thrombosis complicated by pulmonary embolism. Case report. J Neurosurg.1984;60(1):179–182.

[40] Giladi O, Steinberg DM, Peleg K, et al. Head trauma is the major risk factor for cerebral sinus-vein thrombosis. Thrombosis Res. 2016;137:26–29

[41] Ghuman MS, Salunke P, Sahoo SK, Kaur S. Cerebral venous sinus thrombosis in closed head trauma: A call to look beyond fractures and hematomas! J Emergencies, Trauma, Shock.2016;9(1):37–38.

[42] Grangeon L, Gilard V, Ozkul-Wermester O, et al. Management and outcome of cerebral

venous thrombosis after head trauma: A case series. Rev Neurol (Paris). 2017;173(6):411–417.

[43] Matsushige T, Nakaoka M, Kiya K, Takeda T, Kurisu K. Cerebral sinovenous thrombosis after closed head injury. J Trauma. 2009;66(6):1599–1604.

[44] Oudeman EA, De Witt Hamer PC. Neurological picture. Successful outcome after traumatic rupture and secondary thrombosis of the superior sagittal sinus. J Neurol Neurosurg Psychiatry.2013;84(10):1148–1149.

[45] Saposnik G, Barinagarrementeria F, Brown RD, Jr., et al. Diagnosis and management of cerebral venous thrombosis: A statement for healthcare professionals from the American Heart Association/American Stroke Association. Stroke. 2011;42(4):1158–1192.

[46] Perel P, Arango M, Clayton T, et al. Predicting outcome after traumatic brain injury: Practical prognostic models based on large cohort of international patients. Br Med J.2008;336(7641):425–429.

[47] Roozenbeek B, Lingsma HF, Lecky FE, et al. Prediction of outcome after moderate and severe traumatic brain injury: External validation of the International Mission on Prognosis and Analysis of Clinical Trials (IMPACT) and Corticoid Randomisation After Significant Head injury (CRASH) prognostic models. Crit Care Med. 2012;40(5):1609–1617.

[48] Han J, King NK, Neilson SJ, Gandhi MP, Ng I. External validation of the CRASH and IMPACT prognostic models in severe traumatic brain injury. J Neurotrauma. 2014;31(13):1146–1152.